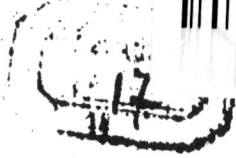

ÉPITHÉLIOMA DE LA PROSTATE

ET SON TRAITEMENT

PAR

HUSSEIN MAHMOUD

DOCTEUR EN MÉDECINE

MONTPELLIER

IMPRIMERIE FIRMIN, MONTANE ET SICARDI

Rue Ferdinand-Fabre et Quai de Verdanson

1919

ÉPITHÉLIOMA DE LA PROSTATE

ET SON TRAITEMENT

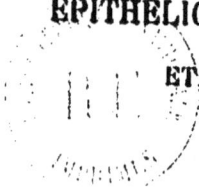

8ᵉ Te¹⁰⁰
191

ÉPITHÉLIOMA DE LA PROSTATE

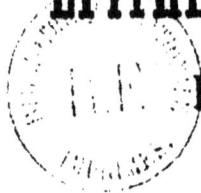

ET SON TRAITEMENT

PAR

HUSSEIN MAHMOUD

DOCTEUR EN MÉDECINE

MONTPELLIER

IMPRIMERIE FIRMIN, MONTANE ET SICARDI

Rue Ferdinand-Fabre et Quai du Verdanson

—

1910

PERSONNEL DE LA FACULTÉ

Administration

MM. MAIRET (✻) . . . . DOYEN
SARDA . . . . ASSESSEUR
IZARD . . . . SECRÉTAIRE

Professeurs

Clinique médicale . . . . MM. GRASSET (✻).
Chargé de l'enseig de pathol. et thérap. génér

Clinique chirurgicale	TÉDENAT (✻).
Thérapeutique et matière médicale. . . .	HAMELIN (✻).
Clinique médicale	CARRIEU.
Clinique des maladies mentales et nerv.	MAIRET (✻).
Physique médicale	IMBERT.
Botanique et hist. nat. méd.	GRANEL.
Clinique chirurgicale	FORGUE (✻).
Clinique ophtalmologique	TRUC (✻).
Chimie médicale	VILLE.
Physiologie	HEDON.
Histologie	VIALLETON.
Pathologie interne	DUCAMP.
Anatomie	GILIS (✻).
Clinique chirurgicale infantile et orthop.	ESTOR.
Microbiologie	RODET.
Médecine légale et toxicologie	SARDA.
Clinique des maladies des enfants	BAUMEL.
Anatomie pathologique	BOSC.
Hygiène	BERTIN-SANS (H.)
Pathologie et thérapeutique générales . .	RAUZIER.

Chargé de l'enseignemen de la clinique médicale.

Clinique obstétricale . . . . VALLOIS.

Professeurs adjoints: MM. DE ROUVILLE, PUECH, MOURET
Doyen honoraire : M. VIALLETON
Professeurs honoraires : MM. E. BERTIN-SANS (✻), GRYNFELTT
M. H. GOT, *Secrétaire honoraire*

Chargés de Cours complémentaires

Clinique ann. des mal. syphil. et cutanées	MM. VEDEL, agrégé.
Clinique annexe des mal. des vieillards. .	VIRES, agrégé.
Pathologie externe	LAPEYRE, agr. lib.
Clinique gynécologique	DE ROUVILLE, prof.adj.
Accouchements	PUECH, Prof. adj.
Clinique des maladies des voies urinaires	JEANBRAU, agr.
Clinique d'oto-rhino-laryngologie	MOURET, Prof. adj.
Médecine opératoire	SOUBEYRAN, agrégé.

Agrégés en exercice

MM. GALAVIELLE	MM. SOUBEYRAN	MM. LEENHARDT
VIRES	GUERIN	GAUSSEL
VEDEL	GAGNIERE	RICHE
JEANBRAU	GRYNFELTT Ed.	CABANNES
POUJOL	LAGRIFFOUL.	DERRIEN

Examinateurs de la Thèse

MM. TÉDENAT, *président.*	VIRES, *agrégé.*
GILIS, *professeur.*	SOUBEYRAN, *agrégé.*

A LA MÉMOIRE DE MON PÈRE

Le Docteur MAHMOUD IBRAHIM, BEY

MÉDECIN EN CHEF DU MINISTÈRE DE L'INSTRUCTION PUBLIQUE

A MA MÈRE

A LA MÉMOIRE DE MON FRÈRE AINÉ

HAMED MAHMOUD, BEY

CONSEILLER A LA COUR D'APPEL DU CAIRE

A TOUS MES PARENTS ET AMIS

H. MAHMOUD.

A MON PRÉSIDENT DE THÈSE

MONSIEUR LE PROFESSEUR TÉDENAT

A MONSIEUR LE PROFESSEUR-AGRÉGÉ SOUBEYRAN

A TOUS MES MAITRES

H. MAHMOUD.

ÉPITHÉLIOMA DE LA PROSTATE

ET SON TRAITEMENT

INTRODUCTION

Il y a encore quelques années, la conception de la carcinose prostatique dominait, et la forme circonscrite de
l'épithélioma était considérée comme très rare.

Les derniers travaux d'Albarran et Hallé ont montré, au
contraire, la fréquence relative de cette dernière forme,
puisque sur cent prostates hypertrophiées, ces auteurs
l'ont rencontrée quatorze fois. Cette découverte ne pouvait rester sans retentissement sur le traitement de cette
affection, car parmi ces épithéliomas, qui viennent se greffer sur les hypertrophies, il y en a qui sont pendant
longtemps limités. On pouvait donc espérer obtenir de bons
résultats avec une cure radicale. En effet, depuis ce moment, et surtout sous l'influence des progrès accomplis
dans la technique de la prostatectomie, plusieurs chirurgiens se sont appliqués à faire des ablations complètes
des tumeurs prostatiques. Les résultats thérapeutiques de
ces opérations, quoique peu brillants, sont assez encoura-
geants. Mais la cure radicale, pour donner des résultats

satisfaisants, exige un diagnostic précoce. C'est pour rendre ce diagnostic aussi facile que possible que nous insisterons sur les moyens d'exploration, et surtout sur les
symptômes de début. Malheureusement, nous sommes
obligé de reconnaître que tous ces moyens sont souvent
insuffisants, et la plupart des cancers de la prostate sont
reconnus trop tard pour qu'on puisse tenter une opération radicale. On aura donc souvent recours à un traitement palliatif. C'est pour cette raison, et éclairé par l'en-
seignement savant et pratique de notre maître, M. le professeur Tédenat, que nous insisterons sur ces moyens pal-
liatifs et que nous leur ferons une large part dans le cha-
pitre du traitement. Nous décrirons, seule, la technique
de Young pour l'opération radicale, parce qu'elle est soi-
gneusement établie d'après le mode de propagation de la
maladie, et permet une excision en bloc de la tumeur.

Mais, avant d'aborder l'étude de notre sujet, nous te-
nons à adresser à nos Maîtres de la Faculté de médecine
l'expression de toute notre reconnaissance. Nous ne laisse-
rons pas également échapper l'occasion sans témoigner
notre sympathie pour la France et la ville de Montpellier,
où se sont déroulées nos études.

Que M. le professeur Tédenat veuille bien nous per-
mettre de lui exprimer nos meilleurs sentiments de reconnaissance pour nous avoir inspiré le sujet de notre
thèse et avoir bien voulu en accepter la présidence. Nous
le remercions vivement de tous les soins qu'il nous a
prodigués. Son accueil pour nous, toujours bienveillant, et
les conseils paternels qu'il nous a souvent donnés, nous
ont été d'un grand encouragement. Nous garderons de lui
un souvenir ému. Qu'il soit assuré de notre profonde gra-
titude.

Qu'il nous soit permis d'adresser à M. le professeur Gilis, qui a bien voulu faire partie de notre jury de thèse, nos vifs remerciements et nos sentiments dévoués.

Que M. le professeur agrégé Vires veuille bien agréer notre sincère reconnaissance pour la bienveillance qu'il nous a toujours témoignée.

Nous sommes très heureux d'exprimer ici tout l'affectueux respect que nous portons à M. le professeur agrégé Soubeyran. Nous avons toujours trouvé de sa part un accueil bienveillant et des marques d'intérêt dont nous lui serons toujours reconnaissant.

Nous exprimons nos vifs et sincères remerciements à M. le professeur Vialleton et à MM. les professeurs agrégés Vedel et Lagriffoul, qui se sont toujours intéressés à nous.

CHAPITRE PREMIER

HISTORIQUE

Avant 1850, on ne trouve dans l'histoire des tumeurs malignes de la prostate que quelques études très incomplètes. D'ailleurs, jusque-là la confusion entre les tumeurs malignes et l'hypertrophie de la prostate était presque la règle.

Ainsi, pour J.-L. Petit, Chopart, Desault, etc., squirrhe de la prostate signifie induration de la prostate. Velpeau les mentionne dans son Dictionnaire de médecine sans y insister. Mercier, Gimelle, Langstaff et Stafford rapportent quelques cas. Mais c'est John Adams, en 1850, qui fit les premières études de quelque valeur, en écrivant sur le cancer la première monographie.

En 1855, Gross, de Philadelphie, distingue le squirrhe des autres espèces cancéreuses. Mais il faut arriver en 1858 pour avoir la première bonne description. En effet, c'est à cette époque que Thompson a écrit la première description du cancer, basée sur 18 cas épars réunis par lui.

Depuis lors, plusieurs bonnes études furent faites.

Rollet, à propos d'une observation personnelle, esquisse une étude symptomatique. O. Wyss, en 1866, publie un travail basé sur 28 observations, dont deux sont personnelles, avec examen anatomo-pathologique. Peu après, en 1869,

Jacques Jolly fit paraître dans les Archives générales de médecine un excellent mémoire basé sur 41 observations.

Depuis, les travaux se sont multipliés, et, parmi les plus importants, nous pouvons citer l'étude anatomo-pathologique et clinique de M. Guyon, qui décrit la forme diffuse du cancer de la prostate sous le nom de carcinose prostato-pelvienne diffuse. En 1888, Engelbach fit paraître sa thèse sur les tumeurs malignes de la prostate.

Nous signalons ensuite les thèses de Rigaud, de Labadie, de Jullien, de Davrinche, de Hallopeau ; le travail de Recklinghausen ; les mémoires d'Albarran et Hallé sur l'hypertrophie et la néoplasie de la prostate. Enfin, au point de vue du traitement, la thèse de Paul, les travaux d'Oraison, de Pousson, de Fournier, de Furstenheim, en Allemagne; de Walker, en Angleterre, et de Young, en Amérique.

CHAPITRE II

ETIOLOGIE

L'épithélioma de la prostate n'est plus considéré comme une affection rare.

On a cru à un moment donné, surtout sous l'influence de la statistique de Tanchou, que le cancer de la prostate est rare, car sur 1.904 cas de cancers chez l'homme, cet auteur n'a trouvé que cinq cancers de la prostate. Mais, depuis, on tend à croire moins à la rareté de cette affection, et déjà Thompson avait remarqué que dans les statistiques publiées avant lui, le nombre de cancers de la prostate était inférieur à la vérité.

Engelbach insiste aussi sur le même fait, et rapporte que sur 700 malades venus consulter dans les 9 premiers mois de 1887, à Necker, 4 étaient atteints de cancers de la prostate.

Julien, en 1895, reconnait aussi la fréquence de cette affection, tandis que Labadie et Rigaud, à la même date, soutiennent le contraire.

Hallopeau, récemment, se range aussi à l'avis de la plupart des auteurs, et conclut à la fréquence de cette affection. Albarran, ayant fait un relevé de trois ans, trouve sur 306 prostatiques, 28 atteints de cancers de la prostate, soit sur cent cas d'hypertrophie diagnostiquée cliniquement, une proportion de neuf cas de cancers.

L'épithélioma de la prostate peut être primitif ou secondaire. La seconde forme est rare. Sur 47 observations, Jolly ne trouve que 6 tumeurs secondaires, et Engelbach, sur 62, n'en a observé que 11. Elle peut être due à une propagation directe d'une néoplasie siégeant dans un organe voisin, ou à une infection venant d'une tumeur située loin de la prostate. Ce dernier mode de propagation est rare. Le premier est le plus fréquent et le mieux connu, et la tumeur primitive peut siéger dans le rectum ou dans la vessie.

Nous faisons remarquer, dès à présent, que les tumeurs de la vessie ont très peu de tendance à se propager à la prostate. Sur 220 tumeurs vésicales étudiées par Albarran, cinq fois seulement la prostate était envahie par ces tumeurs.

L'âge paraît jouer un certain rôle dans l'étiologie des épithéliomas primitifs de la prostate.

On ne rencontre jamais cette forme chez les enfants. Chez les adultes, on l'observe rarement.

Engelbach a signalé, parmi ses 48 cas de carcinome avec examen histologique, 6 cas chez des adultes, dont 3 de 19 à 25 ans, et 3 de 30 à 35 ans. Albarran n'a pu trouver aucun de ces cas et les rejette. Il est vrai qu'il fait remarquer que le diagnostic histologique entre le sarcome et l'épithélioma est quelquefois très difficile.

L'épithélioma le plus précoce était chez un malade de 37 ans. La plus grande fréquence est entre 50 et 70 ans, et surtout entre 60 et 70 ans.

Sur 167 cas, Albarran trouve 24 cas de 50 à 60 ans, et 42 de 60 à 70 ans. Hallopeau, sur 40 cas de carcinome, en a trouvé 18 entre 50 et 60 ans, et 22 entre 60 et 70 ans.

L'hérédité est citée par certains auteurs, comme pouvant jouer un certain rôle dans le développement de ces tumeurs. Ainsi, Pousson et Rigaud rapportent deux observations, où dans l'une, la mère était morte d'un cancer utérin à 71 ans, et dans l'autre la mère a été morte à 45 ans, d'un cancer au sein. Labadie cite aussi un cas de ce genre, et Engelbach un autre douteux. Mais ces observations sont trop peu nombreuses pour qu'on puisse leur accorder une grande importance au point de vue de l'étiologie. Par conséquent, l'hérédité peut être considérée sans influence sur le développement des carcinomes, d'ailleurs comme pour tous les autres cancers.

La blennorrhagie est signalée par Julien comme pouvant favoriser le développement des épithéliomas. Cet auteur l'a notée 21 fois sur 47.

Albarran ne l'admet pas comme ayant une influence prédisposante, et Hallopeau la rejette aussi.

Quant au rôle qu'elle peut jouer dans le développement de l'hypertrophie, laquelle, comme nous le verrons dans un moment, paraît avoir des rapports étroits avec l'épithélioma, il est loin d'être admis par tout le monde.

Nous signalons aussi, sans y attacher autrement d'importance, la dépression mentale citée par Labadie dans deux cas, et par Hallopeau dans trois cas.

Enfin, Albarran et Hallé, dans une importante étude faite sur 100 malades morts avec le diagnostic d'hypertrophie de la prostate, en ont trouvé 14 avec des prostates présentant des lésions histologiques nettes d'épithélioma. Ces auteurs font remarquer que la prostate peut être le siège de lésions épithéliales prolifératives diverses qui conduisent par une série d'intermédiaires de l'hypertrophie bénigne au cancer.

En effet, ils ont trouvé dans la même prostate, à côté des lésions d'hypertrophie bénigne des lésions épithéliales de différents degrés de malignité, c'est-à-dire depuis l'épi-

thélioma adénoïde jusqu'à l'infiltration épithéliomateuse
diffuse. Ils ajoutent que dans la plupart des hypertrophies
prostatiques la prolifération glandulaire joue le plus
grand rôle. On peut donc considérer l'hypertrophie comme un adénome, et admettre son passage à l'épithélioma
possible. Ils s'appuient sur des arguments tirés de l'anatomie pathologique générale, et de la clinique pour prou-
ver la vraisemblance de cette théorie.

Au point de vue de l'anatomie pathologique générale,
disent-ils, les néoplasies épithéliales du corps thyroïde, de
la mamelle, des glandes salivaires sous leurs diverses formes, présentent une analogie évidente avec celles que nous
avons observées.

Quant aux observations cliniques, ils en citent douze où
la maladie a débuté par une simple hypertrophie de la
prostate qui a évolué comme telle pendant longtemps. Parmi ces douze observations, cinq sont cliniques, dans les-
quelles la maladie a évolué comme une hypertrophie pendant une période variant de 5 à 20 ans ; quatre cliniques
avec examen histologique de la tumeur, qui ont eu une durée de 12 à 20 ans ; 3 enfin, dans lesquels la prostatectomie fait constater l'hypertrophie et les malades meurent
de cancer.

Ces études d'une grande valeur nous paraissent établir
des liens étroits entre l'hypertrophie simple et l'épithélioma de la prostate. Mais ce qu'il faut retenir pour le
moment, c'est la notion étiologique qui s'en dégage. En
effet, nous trouvons 14 épithéliomas sur 100 hypertrophies, autrement dit 1 épithélioma sur 8 prostates hypertrophiées. Cette grande proportion de dégénérescence maligne des hypertrophies de la prostate n'est pas due au ha-
sard de la série, et on doit en tenir compte chez les prostatiques pour dépister l'épithélioma au début de son évolution chez eux.

CHAPITRE III

ANATOMIE PATHOLOGIQUE

ETUDE MACROSCOPIQUE

Les tumeurs épithéliales de la prostate peuvent être divisées en deux catégories. Dans la première, la tumeur est encore limitée, intra-scapulaire ; c'est la forme circonscrite. Dans la deuxième, la néoplasie a dépassé les limites de la capsule, et commence à envahir les organes avoisinants : c'est la forme diffuse, la carcinose prostato-pelvienne diffuse de Guyon, qui l'a décrite en 1888.

Au point de vue de leur forme et de leur volume, ces tumeurs présentent plusieurs variétés.

Au début, quand l'épithélioma est encore circonscrit, la prostate peut garder son volume normal ou même diminué dans sa totalité et paraît atrophiée comme dans un cas signalé par Frisch ; mais sa consistance devient dure, et la néoplasie l'a atteinte dans un ou plusieurs points.

Dans une autre forme, et c'est la plus fréquente, la glande augmente de volume, sa surface devient irrégulière et présente des bosselures de consistance plus ferme.

Enfin, Albarran a décrit une forme où la prostate augmente de volume dans toutes ses parties ou dans un de ses lobes ; mais elle garde sa surface lisse et régulière et reste bien encapsulée, comme une prostate simplement hypertrophiée.

C'est dans cette catégorie que l'on peut ranger les prostates hypertrophiées étudiées par cet auteur, et qui présentaient des lésions épithéliales, décelées seulement à l'examen histologique des pièces.

L'augmentation de volume se rencontre le plus souvent, ainsi que les irrégularités de la surface.

Motz et Majewski ont trouvé sur 26 cas diagnostiqués cliniquement, deux fois une grande augmentation de volume, dix-sept fois une augmentation moyenne, quatre fois un volume normal, et trois fois une diminution de volume.

Nous faisons remarquer de suite que le volume peut rester normal, malgré l'extension au voisinage de la néoplasie. Mais souvent l'extension s'accompagne d'augmentation de volume qui atteint des dimensions quelquefois considérables, et peut même remplir tout le petit bassin.

OBSERVATION PREMIÈRE
(Professeur Tédenat)
Cas d'épithélioma prostatique à forme atrophique squirrheuse

J. O..., 71 ans, bonne santé habituelle. Pas de blennorrhagie antérieure. Depuis trois ans mictions fréquentes (6 à 8 fois la nuit, toutes les heures, le jour).

Il y a deux mois, rétention d'urine, douleur au gland et au périnée. Prostate peu volumineuse, lisse, dure. Le cathétérisme est pratiqué de 5 à 8 fois par jour. Les douleurs deviennent vives dès que la vessie contient plus de 80 grammes d'urine. Or, il y a polyurie (3.000 grammes en moyenne).

La sonde à demeure mise par M. Tédenat, le 5 juin 1903, n'est pas supportée.

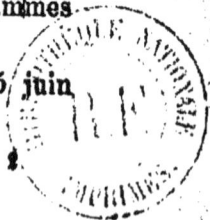

8 juin. — Prostatectomie sus-pubienne très pénible. La prostate, très dure, est enlevée en cinq blocs. Gros drain de Freyer. Cicatrisation complète en 26 jours. Le malade ne vidait qu'incomplètement sa vessie ; il urinait toutes les deux heures avec un résidu de 30 à 40 grammes. Il souffrait peu de la sonde en caoutchouc employée matin et soir, qui passait facilement. Cela dura trois mois. Alors, miction impossible, petite hématurie.

Le docteur Papadopoulos constate : une grosse tumeur bosselée, faisant saillie dans le rectum.

Mort cinq mois après l'opération.

La prostate scléreuse présentait çà et là des nodules blanchâtres du volume d'un grain de blé ou de maïs, d'où partaient des tractus.

Examen histologique. — Epithélioma tubulé à cellules cubiques, quelques-unes très aplaties.

OBSERVATION II

(Professeur Tédenat)
Cas d'un épithélioma de la prostate atrophique

Dans un cas relatif à un homme de 65 ans, la rétention complète datant de six mois, M. Tédenat trouva une prostate lisse, très dure, formant une saillie légère dans le rectum, une saillie peu marquée aussi dans la vessie. Il pratiqua la cystostomie sus-pubienne et ne put parvenir à énucléer cette prostate plutôt atrophique et d'une dureté ligneuse. Il fit alors une dilatation forcée du col vésical avec le doigt introduit de haut en bas. En douze jours la plaie était cicatrisée, l'opéré put uriner ; mais la prostate augmenta de volume, des bosselures peu saillantes parurent dans la face rectale.

M. Tédenat proposa l'opération de Young par voie périnéale ; le malade refusa et quitta l'hôpital. Il se son-
dait trois fois par jour.

Trois mois plus tard, hématurie, puis œdème des membres inférieurs, et mort cinq mois après la tentative de
prostatectomie sus-pubienne.

La consistance est uniformément dure lorsque la néoplasie est à son début. Elle devient irrégulière dans les cas
plus avancés, et la surface présente des bosselures d'une
dureté cartilagineuse. On trouve quelquefois des bosselures molles. Dans quelques cas très rares, la tumeur a été
totalement molle, ce qui peut être dû à une infiltration
graisseuse. Reklinghausen et Thompson ont rencontré
chacun un cas de ce genre. Guyon a observé aussi un cas
de tumeur complètement molle, qu'il a d'abord pris pour
une infiltration d'urine, et que l'ouverture n'a donné que
du sang et des débris néoplasiques.

A la coupe, l'épithélioma de la prostate peut offrir l'aspect d'une simple hypertrophie ; mais dans un ou plusieurs points on remarque l'infiltration néoplasique sous
forme de nodules plus opaques, de forme irrégulière ou ar-
rondie, et de dimension variable, ou bien sous une forme
occupant une grande partie de la prostate.

Dans d'autres cas, la tumeur est de couleur gris rosée
présentant des taches ecchymotiques ou des kystes rem-
plis de sang plus ou moins altéré. On trouve quelquefois
de véritables cavités par fonte du tissu cancéreux, remplies de matières puriformes.

Des abcès peuvent quelquefois se former, comme dans
les observations de Reinhard et Buchal citées par Hallopeau. Ce dernier a signalé des ulcérations et des destruc-
tions de la tumeur provenant d'une fausse route.

PROPAGATION. — Nous avons envisagé dans cette description jusqu'à présent, le cancer épithélial de la prostate en lui-même au point de vue de sa forme, de son volume et de sa consistance ; mais par sa diffusion et sa propagation, la néoplasie va atteindre d'autres organes de proche en proche ou bien à distance par métastase.

Nous faisons remarquer, avant d'aller plus loin, qu'Albarran déclare que la propagation n'est pas la règle et qu'il existe des cas où la forme circonscrite persiste jusqu'à la mort.

Quand la tumeur doit se propager, il se fait une prolifération de la masse primitive qui envahit la capsule et la détruit, s'attaque aux aponévroses qui l'entouraient et les traverse pour infiltrer les tissus voisins.

Les ganglions lymphatiques dégénérés du petit bassin forment des masses arrondies ou irrégulières, isolées de la tumeur primitive ou bien réunies à elle par des adhérences ou même fondues complètement ensemble.

La propagation de la masse primitive se fait surtout vers le haut, dans la direction des vésicules séminales qui sont envahies d'un seul ou des deux côtés. Le bord supérieur de la prostate présente alors la forme d'un croissant. Avec le progrès de la néoplasie les deux cornes de ce croissant sont réunies par une masse intermédiaire dure, donnant la sensation d'un plastron en arrière de la vessie. Peu à peu la néoplasie envahit la plupart des organes pelviens que nous allons passer en revue maintenant.

Urètre. — L'urètre est plus ou moins déformé ; il est tantôt dévié d'un côté ou de l'autre, tantôt aplati dans le sens latéral, ou de haut en bas. Il y a des cas où la courbure transversale est si accusée qu'elle forme un C ou un S.

Dans un cas d'Engelbach, la courbure de l'urètre formait un angle droit.

La propagation à l'urètre de la néoplasie est relativement peu fréquente, et Motz et Majewski ne l'ont observée que 7 fois sur 26 cas d'épithélioma de la prostate. Elle se présente sous forme de petites végétations, ou des ulcérations plus ou moins profondes. Il y a des cas où l'urètre est complètement détruit par le processus ulcératif, et ces pertes de substance peuvent être la cause d'infiltration d'urine d'après Motz et Bartrina. La propagation aux corps caverneux est rare. Engelbach, Julien et Tailhefer l'ont signalé. Motz et Majewski l'ont observé trois fois sur 26 cas. Hallopeau cite un cas à lui et un autre à Kauffmann.

Vessie. — La propagation de l'épithélioma prostatique à la vessie est très fréquente.

Pousson n'admet pas cette fréquence. Rigaud et Jullien se rangent aussi de cet avis et le dernier signale seulement 3 cas sur 17.

Engelbach, au contraire, croit à la fréquence de l'envahissement secondaire de la vessie, et signale 11 cas sur 51. Motz, en étudiant 38 cas de tumeurs infiltrées de la vessie, a constaté que dans 28 cas ces tumeurs étaient d'origine prostatique. Montfort, dans sa thèse sur le rôle de la prostate dans la production des tumeurs épithéliales infiltrées de la vessie, admet aussi cette fréquence de propagation qu'il a notée 27 fois sur 78 cas. Walker l'a rencontré encore plus souvent, car sur 10 pièces d'autopsies, il l'a trouvé dans 8 ; mais dans 2 cas seulement la muqueuse était ulcérée. Kauffmann, sur 22 cas de cancer de la prostate étudiés par lui, a trouvé 14 fois la vessie infiltrée par la néoplasie. Dans les observations réunies par Hallo-

peau, on trouve sur 27 autopsies la vessie envahie 19 fois.
Motz et Majewski vont plus loin et signalent 20 fois sur
26 cas la propagation à la vessie. Enfin, Albarran déclare
que l'infiltration secondaire de la vessie peut exister dans
un grand nombre de cas.

Dans les vessies envahies secondairement par la néoplasie prostatique, la paroi peut être seule infiltrée, ou
bien la paroi et la muqueuse sont atteintes à la fois. Dans
le premier cas, l'infiltration peut être visible au micros-
cope. Dans les cas plus avancés où la néoplasie a pris un
plus grand développement, il se forme dans l'intérieur de
la paroi des nodules plus ou moins gros, soulevant quelquefois la muqueuse vésicale sans l'ulcérer. Quand la tumeur atteint la muqueuse et pénètre à l'intérieur de la
vessie, elle peut se présenter sous la forme de végétations
ou de petites tumeurs, ou bien atteindre un plus gros volume et venir faire saillie sous la paroi abdominale, comme dans un cas de Belfield cité par Albarran.

Enfin, la muqueuse peut être plus ou moins ulcérée.

Lorsque la tumeur atteint le trigone vésical, les orifices
urétraux peuvent être comprimés d'un seul ou des deux
côtés.

Les uretères peuvent même être atteints par la néoplasie, dit Guyon, mais rarement dans plus de 2 ou 3 centimètres de longueur. Hallopeau fait remarquer avec raison que la compression et l'oblitération plus ou moins
complète des uretères peut ne pas tenir à ce que la paroi
vésicale est envahie par le néoplasme ; mais à ce que la
tumeur elle-même est remontée derrière la vessie et cause
cette compression. Il ajoute que les ganglions peuvent
jouer le même rôle à un niveau plus haut.

De cette compression urétrale résulte une dilatation du
canal pouvant aller jusqu'à la rupture comme dans un

cas de Langstaff. Dans d'autres cas, il y a d'abord une distension avec hydronéphrose, puis l'infection s'ajoute aux lésions rénales donnant une gravité particulière à ces complications, qui déterminent, dit Albarran, souvent la mort des malades.

Hallopeau, sur 12 pièces où les reins présentaient des lésions secondaires a trouvé 8 fois une dilatation aseptique des reins, 4 fois une pyélonéphrite suppurée double dans deux cas. Il ajoute que sur 10 autopsies, Walker a trouvé 6 fois des lésions rénales, dont 2 avec pyélonéphrite suppurée.

Rectum. — La propagation de la néoplasie au rectum est rare. Il est pourtant entouré souvent par la tumeur qui le comprime parfois d'une façon telle que le doigt ne peut y pénétrer. Cette compression par la gêne circulatoire qu'elle occasionne est la cause d'hémorroïdes souvent graves que l'on constate dans la plupart des cas de cancer prostatique.

Motz et Majewski n'ont observé aucun cas de propagation au rectum parmi les 26 cas qu'ils ont étudiés. Hallopeau, dans sa thèse, cite un seul cas à lui, et 2 sur 16 à Walker.

Vaisseaux de la cavité pelvienne. — Ces vaisseaux peuvent être envahis par le néoplasme qui forme des bourgeons dans leur intérieur (Albarran), ou présenter des thromboses.

Guyon cite un cas où les vaisseaux étaient bouchés à l'endroit où le carcinome était en contact avec eux. Moore a relaté un cas où les artères iliaques ont traversé les masses ganglionnaires dégénérées sans présenter aucune altération de leurs parois. Elles étaient isolées des masses cancéreuses par une coque fibreuse, sorte de canal développé aux dépens de leur gaîne fibreuse. La néoplasie, en envahissant le tissu cellulaire pelvien suit souvent les vaisseaux sanguins et lymphatiques.

Péritoine. — Le péritoine peut être envahi par le cancer. Motz et Majewski signalent cet envahissement dans trois de leurs observations. Dans l'une de ces observations, ils ont trouvé dans le cul-de-sac vésico-rectal plusieurs néoformations ayant l'aspect de gros champignons. L'envahissement peut se présenter aussi sous forme de granulations néoplasiques disséminées, ou bien de végétations plus ou moins volumineuses. Quelquefois le cul-de-sac vésico-rectal est simplement soulevé par la tumeur, ou bien forme avec elle des adhérences.

Observation III

(Professeur Tédenat)
Carcinose prostato-péritonéale. — Mort trois mois après le début des accidents urinaires

Jean C..., 48 ans, rien à noter dans les antécédents héréditaires ; pas de syphilis, pas de rhumatismes, jamais d'urétrite.

Le malade est accompagné dans mon service par le docteur Reverdy, le 3 juin 1906. Depuis un mois, il urine quatre ou cinq fois la nuit, une dizaine de fois le jour ; l'urine est claire, sans dépôt. Il y a quinze jours, il a rendu quelques gouttes de sang à la fin de la miction, le matin en se levant, et une autre fois dans l'après-midi.

L'hématurie s'est reproduite avant-hier. Depuis quelques jours, il souffre dans la région sacrée et la verge : douleur sourde, continue, un peu plus vive avant la miction.

4 juin. — Le toucher rectal montre la prostate volumineuse, très dure, finement grenue avec cordons saillants sur les bords qui viennent au contact des branches ischio-pubiennes. La main appliquée sur l'hypogastre sent la prostate mal limitée, dure. La sonde à boule 21 pénètre dans la vessie et donne l'impression d'un allongement avec induration et irrégularités de l'urètre prostatique. La sonde métallique coudée de Mercier-Guyon montre une saillie noduleuse de la prostate.

Résidu urinaire de 180 grammes.

M. Tédenat fait le diagnostic d'épithélioma diffus de la prostate, toute intervention ayant pour but l'exérèse de la glande lui paraît impossible, le toucher rectal montrant un plastron englobant les vésicules séminales et la paroi vésicale. Il conseille un suppositoire morphiné, matin et soir des lavements chauds.

8 juin. — L'exploration faite le 4 juin n'a provoqué aucun accident ; le matin, hématurie de 30 grammes à la fin de la miction ; l'évacuation spontanée de l'urine a lieu toutes les deux heures en moyenne, avec effort et retard du jet. Les douleurs sont peu diminuées par les suppositoires, sont toujours continues, pas très vives et irradiant vers les ischions et la face interne des cuisses ; la vessie paraît distendue ; une sonde de Nélaton 17 passe sans difficulté, malgré l'allongement très net de l'urètre prostatique et donne 250 grammes d'urine claire.

Le malade quitte l'hôpital le 13 juin. Une cystostomie sus-pubienne lui est indiquée.

Le docteur Reverdy nous apprit que le malade avait succombé le 15 août après des hématuries répétées, des cathétérismes nécessaires plusieurs fois par jour, en cachexie complète. Un nodule néoplasique, du volume d'une grosse noix, s'était produit dans les premiers jours de juillet, à la partie supérieure du tibia gauche.

Ganglions. — L'envahissement ganglionnaire peut être considéré comme constant. Tous les auteurs sont d'accord là-dessus à présent.

Pasteau, sur les 71 observations réunies par lui, n'a noté l'absence de l'envahissement ganglionnaire qu'une seule fois et encore, dit-il, dans cette observation, l'autopsie ne fut pas faite. Motz et Majewski ne l'ont vu manquer qu'une seule fois sur 26 cas.

L'envahissement ganglionnaire se fait d'une façon précoce, et il existe des cas où, malgré le volume encore petit de la prostate, les ganglions sont pris d'une façon considérable. Albarran et Hallé ont observé dans un cas d'épithélioma adénoïde au début, l'envahissement épithélial des gaines lymphatiques périvasculaires.

Cette trop grande précocité peut être une cause d'insuccès ou du moins d'hésitation dans la cure radicale du cancer de la prostate. Mais, comme le fait remarquer Albarran, nous ne possédons pas en réalité un nombre suffisant de bonnes autopsies, dans les épithéliomas encore circonscrits.

D'ailleurs, le même auteur et Hallé ont noté l'absence des ganglions cancéreux dans un cas d'épithélioma adénoïde qu'ils ont étudié.

Mais laissons cette question de diagnostic de côté pour le moment pour parler de la façon dont se propage la néoplasie aux divers groupes ganglionnaires.

Parmi ces derniers, ce sont surtout les ganglions qui entourent les artères iliaques et leurs branches qui sont le plus souvent pris, et les premiers atteints.

Pasteau les a trouvés pris dans la proportion de 87

pour 100. Ils forment des masses plus ou moins volumineuses, isolées ou fusionnées ensemble. Ils se confondent quelquefois avec la tumeur primitive, formant une énorme masse néoplasique, qui occupe le petit bassin, et englobe dans son intérieur la plupart des organes que contient cette cavité, les faisant ainsi adhérer les uns aux autres.

Ils entourent quelquefois les vaisseaux iliaques et hypogastriques, leur formant des sortes de gaines.

Les groupes des ganglions lombaires pré et juxta-aortiques sont aussi assez souvent atteints. Dans la proportion de 27 pour 100, d'après Pasteau.

Ils forment des tumeurs qui montent le long de la colonne vertébrale, enveloppant l'aorte et la veine cave jusqu'au médiastin, recouvrant le pédicule rénal, et atteignant les piliers du diaphragme.

Ces tumeurs peuvent se fusionner et former, comme dans un cas d'Albarran, un plastron épais, irrégulier, bosselé, recouvrant la face antérieure de la colonne vertébrale de l'aorte et de la veine cave. Par sa partie inférieure, cette masse peut se confondre avec la masse formée par la tumeur primitive et les ganglions pelviens.

Les ganglions de l'aîne sont assez souvent atteints par la néoplasie : 36 pour 100, d'après Pasteau ; 16 pour 100, d'après Kauffmann, et 2 pour 10 d'après Walker. Et pourtant, ces ganglions, d'après les recherches anatomiques actuelles, ne sont pas tributaires de la prostate et ne reçoivent pas non plus des lymphatiques de la vessie, ni de l'urètre prostatique, ni des vésicules séminales.

Pour expliquer cet envahissement des ganglions de l'aîne, Broca admet une sorte de reflux de la lymphe vers les ganglions qui reçoivent les lymphatiques de la prostate.

Albarran se range de cet avis. Guyon dans ses Leçons cliniques, dit qu'on peut s'expliquer cette dégénérescence comme résultat de l'envahissement de l'urètre antérieur, qui était, d'après lui, assez fréquent. Mais nous savons à présent que l'urètre antérieur, ainsi que les corps caverneux, seuls en relation avec ces ganglions, sont rarement atteints par la néoplasie. Nous sommes donc obligés d'admettre l'opinion de Broca qui semble expliquer l'envahissement dans tous les cas ; à moins d'admettre l'existence de relations entre la prostate et ces ganglions, qui ont échappé jusqu'à présent aux recherches anatomiques.

D'autres ganglions encore plus loin de la prostate peuvent être atteints par le cancer.

Lejars, Pauly, Carlier, Julien, Albarran, Kauffmann ont observé des cas de dégénérescence des ganglions sus-claviculaires. Herlemont, dans sa thèse, montre la possibilité de l'envahissement de ces ganglions, malgré l'absence de propagation à d'autres organes.

Enfin, Hallopeau signale dans sa thèse, comme des cas rares, la dégénérescence des ganglions mésentériques médiastinaux, bronchiques, cervicaux, du hile du foie, du poumon, du rein. On en a même trouvé. dit-il, exceptionnellement dans les régions axillaires, parotidiennes, sous-claviculaires et péri-trachéale.

Os. — Les os sont envahis par la néoplasie, au cours de la carcinose prostatique par propagation directe, ou par métastase. Dans le premier cas, l'envahissement se fait directement par la tumeur primitive qui arrive au contact immédiat de l'os, ou bien celui-ci est situé à une certaine distance de la tumeur, et l'envahissement le gagne en passant par d'autres organes.

Dans le second cas, les localisations néoplasiques se font

à distance de la tumeur primitive et sans aucune continuité avec elle.

La première observation de métastase osseuse dans le cancer prostatique est due à Thompson, en 1854. Après lui, Silcock a signalé une autre observation en 1884.

Mais ces Recklinghausen qui, en se basant sur cinq observations, publie le premier en 1891, un travail important. Enfin, récemment, Lurz et Davrinche en ont fait l'objet de leurs thèses.

Ce dernier a pu réunir 20 cas dans sa thèse où il fait remarquer que les métastases osseuses sont beaucoup plus fréquentes dans le cancer de la prostate que dans le cancer des autres organes, et en particulier dans le cancer du sein, où elles ont été considérées jusqu'à ce jour comme se rencontrant le plus souvent. Young va plus loin et déclare qu'on peut les considérer plus fréquentes que les propagations ganglionnaires.

Elles peuvent coexister avec un cancer de la prostate de volume encore réduit.

Les os envahis plus souvent sont les vertèbres ; viennent après les os du bassin et le fémur, puis les côtes, le sternum, les os du crâne, l'humérus et l'omoplate. D'autres peuvent être aussi atteints, mais d'une façon plus rare.

On voit que l'envahissement prédomine dans les os plats et courts, à tissu spongieux abondants.

Dans les os longs ce sont les épiphyses, régions riches en tissu spongieux, qui sont les plus atteintes.

Au point de vue de leur aspect extérieur et de leur forme, il existe des cas où les os envahis gardent leur forme générale, malgré la présence d'un noyau néoplasique ou même de plusieurs dans leur intérieur.

Recklinghausen déclare que certaines côtes entièrement détruites intérieurement par le cancer, avaient gardé leur ancienne forme et leurs anciennes dimensions.

D'autres fois, on trouve une tumeur plus ou moins volumineuse à l'endroit envahi de l'os. Souvent on trouve en même temps des épines en forme de stalactites qui hérissent la surface de l'os.

Sur les os iliaques, Recklinghausen, dans une observation, a trouvé des masses rougeâtres élevées de 5 à 7 millimètres, parsemées d'épines et pénétrant nettement dans la masse musculaire des obturateurs.

Les infiltrations néoplasiques osseuses peuvent s'accompagner de ramollissement de la substance osseuse, ou de sclérose et hyperplasie du tissu osseux. Les foyers infiltrés ont peu de tendance à la délimitation, ce qui leur a valu le nom d'ostéite carcinomateuse de la part de Recklinghausen.

Le périoste peut être intact, malgré que l'intérieur de l'os soit complètement détruit, ou bien il est détruit à son tour.

Le transport des germes cancéreux aux os se fait, comme l'a établi Recklinghausen, par la voie sanguine. En effet, nous avons vu que ce sont surtout les régions les plus vascularisées des os qui sont les plus atteintes.

C'est par la moelle osseuse que l'envahissement commence. Mais il ne faut pas, comme le déclare Sasse, refuser au périoste la possibilité d'être atteint par une métastase sans participation de la moelle.

Comme autre preuve de la propagation par la voie sanguine, on peut signaler les lésions histologiques qu'Ereslôh a rencontrées à l'examen microscopique : « On trouve, dit-il, des cordons plus ou moins épais de cellules épithéliales disposées dans les canaux capillaires et revêtues d'endothélium. Ces cordons cellulaires se ramifient et s'anastomosent entre eux comme des capillaires sanguins. »

Donc, on peut admettre la propagation par la voie sanguine ; mais, comme le fait remarquer Davrinche, on ne
s'explique pas trop de quelle façon cette propagation se
fait surtout sans coexistence de foyers pulmonaires d'où
se ferait la diffusion des éléments épithéliaux.

Les métastases osseuses, selon leur localisation, occa-
sionnent des troubles. Quelquefois elles passent inaper-
çues pendant toute la vie. Parfois, l'examen histologique
est nécessaire pour découvrir leur présence après la mort.

C'est probablement pour cette raison qu'elles ont échappé souvent à l'observation, car nous les avons vues rarement signalées dans les observations qui nous sont tom-
bées entre les mains.

OBSERVATION IV
(Professeur Tédenat)
Cancer diffus de la prostate. — Métastases rachidiennes. — Mort 3 mois
après le début apparent

J. N..., 56 ans. Rhumatisme déformant chez le père,
mort à 74 ans. Pas de maladie grave. Bonne santé habituelle.

Le 3 juin 1904, le docteur Teulon accompagne le malade dans mon cabinet. Il y a un mois, les mictions ont
lieu 3 à 5 fois la nuit, 6, 8 fois le jour, avec un peu de retard et faiblesse du jet. Il y a six jours, quelques gouttes
de sang à la fin des mictions. Le même accident s'est re-
produit avant-hier. Hors cette légère hématurie, l'urine
a toujours été claire. Le malade n'a jamais été sondé.

Depuis une dizaine de jours, douleur sourde dans le sacrum et la fosse gauche. Elle augmente un peu chaque
jour d'intensité, se produit le long de la verge depuis

trois ou quatre jours. Elle n'est pas très vive, mais gêne pourtant le sommeil.

L'examen montre : prostate très dure finement grenue, avec quelques crêtes saillantes. Elle fait peu de saillie dans le rectum mais va d'un à l'autre ischion ; on la perçoit par l'hypogastre. Résidu urinaire, 225 grammes. Le cathétérisme avec la sonde coudée de Mercier montre : forte saillie de la prostate dans la vessie. Colonnes vésicales nombreuses en bas de chaque côté.

Je conseille des lavements contre la constipation, des suppositoires morphinés contre la douleur et fais prévoir une cystostomie sus-pubienne contre la dysurie.

Le 29 juin, je fus appelé auprès du malade dans la banlieue de Nîmes. Peu de modifications, des mictions pourtant un peu plus fréquentes ; urine souvent mêlée d'un peu de sang ; mais les douleurs sont très pénibles dans le bas-ventre, le sacrum, les deux fesses, le long du grand sciatique gauche. De plus, douleur vive dans la région de la quatrième vertèbre cervicale, irradiant au cou et à la face. On sent une vague tuméfaction du corps vertébral avec le doigt introduit par la bouche. Vague ictère. État cachectique. Opiacés, pyramidon, quinine.

25 juillet. — Le malade meurt, et a eu depuis trois semaines des hématuries assez abondantes. Le cathétérisme a été pratiqué une vingtaine de fois avec une sonde en caoutchouc.

Foie noduleux, énorme, sans ascite ; métastase sur le grand trochanter droit apparue le 2 juillet et du volume du poing d'un enfant. La mort a été précipitée par effondrement de la troisième et quatrième vertèbres cervicales. La prostate formait à l'hypogastre une saillie du volume des deux poings. Elle formait, à gauche, une languette

qui remontait à cinq travers de doigt au-dessus de la
partie moyenne de l'arcade crurale.

D'autres organes peuvent être atteints à distance par
la néoplasie, particulièrement le foie. Engelbach a noté
neuf fois la propagation au foie, trois fois au rein, et
une fois dans chacun des organes suivants : rate, cœur,
plèvre, poumon.

Nous trouvons dans les observations publiées par Hallopeau, une fois le rein atteint, et une autre fois le poumon et le péritoine.

ANATOMIE MICROSCOPIQUE

L'épithélioma de la prostate se présente sous deux formes principales : le cancer alvéolaire et l'épithélioma adénoïde.

L'épithélioma adénoïde décrit par Albarran et Hallé
commence par une prolifération et un développement considérable des culs-de-sac glandulaires comme dans l'hypertrophie simple.

Quelques-uns des culs-de-sac peuvent conserver la forme
normale. D'autres se développent d'une façon considérable et leur épithélioma, en proliférant, remplit leurs cavités de cellules néoformées. Les bandes larges formées par
le stroma qui les séparaient deviennent très minces.

Dans un stade plus avancé les bourgeons néoplasiques
vont infiltrer le stroma lui-même en s'insinuant entre ses
fibres sous forme de tubes. Bientôt, la diffusion fait des
progrès dans le stroma et les tubes épithéliaux deviennent
très larges, et on assiste ainsi à la formation de cancer
alvéolaire.

3

Mais quelquefois, dit Albarran, l'infiltration se fait d'une façon plus diffuse et sous forme de traînées de cellules qui s'insinuent entre les fibres musculaires et conjonctives du stroma. Les cellules épithéliales conservent assez bien leur forme dans les parties simplement adénomateuses ; mais dans les autres parties et à un stade plus avancé, elles deviennent polyédriques à gros noyaux.

Voici un peu résumée la description de l'épithélioma adénoïde telle que l'ont faite Albarran et Hallé. Ces auteurs ajoutent qu'ils ont trouvé dans des prostates hypertrophiées un ou deux lobules seulement à caractère épithéliomateux ; dans d'autres, un grand nombre de lobules présentaient cette transformation épithéliomateuse ; enfin, dans la même prostate, ils ont trouvé toutes ces lésions réunies.

Il semble, d'après ces auteurs, comme nous l'avons déjà signalé, que l'épithélioma adénoïde en se développant souvent dans des prostates hypertrophiées, est une lésion secondaire de l'adénome bénin, lequel est la lésion essentielle de l'hypertrophie.

Mais Motz et Majewski ont observé des cas « où cette lésion était absolument indépendante d'une néoplasie bénigne et gardait une individualité absolument nette, c'est-à-dire où elle était primitive ».

De toute façon, cette forme a souvent une évolution très lente et invisible à l'œil nu, et si l'on ajoute à cela, comme le font remarquer Motz et Majewski, que dans la plupart des cas il n'y a pas de réaction du côté du stroma qui change la consistance de la glande, on s'expliquerait facilement pourquoi ces adéno-épithéliomes sont difficiles à diagnostiquer.

Dans le cancer alvéolaire, il n'y a pas de néoformation glandulaire.

Le stroma forme des cloisons parfois très minces, qui circonscrivent des alvéoles remplies de cellules épithéliales qui ont la forme polyédrique au lieu d'être cylindrique. Ces cloisons sont quelquefois tellement minces qu'on ne voit qu'une accumulation de cellules arrondies ou polygonales. Dans ce dernier cas, la confusion est possible avec le sarcome.

CHAPITRE IV

SYMPTOMATOLOGIE

Les premiers symptômes d'un épithélioma de la prostate ne correspondent pas au début de son évolution dans cette glande. Ce début se fait toujours d'une façon insidieuse. Le cancer peut même passer inaperçu toute la vie. Dans d'autres cas, il évolue sans qu'on se doute de sa présence pendant longtemps. Quelquefois, c'est à l'occasion d'une métastase que l'attention du malade ou du médecin est attirée comme dans le cas de Sasse, où le malade était venu consulter pour des accidents métastasiques dans les membres inférieurs sans présenter des troubles du côté de la vessie, et celui de Barth, où le début fut annoncé par une néphrite par distension.

Les symptômes de début sont variables selon les cas. Le plus souvent, ce sont des troubles de la miction qui consistent dans de la fréquence des mictions comme chez un prostatique banal ou dans de la difficulté à uriner, ou même de la rétention.

Parfois c'est une hématurie. Dans d'autres cas enfin, ce sont des douleurs dans les lombes ou bien des sensations de gêne et de lourdeur dans le périnée.

Troubles de la miction. — Les troubles de la miction offrent, dans le plus grand nombre de cas une grande ressemblance avec ceux d'une hypertrophie banale. Quelquefois, la fréquence s'accompagne de sensations pénibles ou de véritables douleurs, que le malade localise à la portion initiale de l'urètre et rarement au niveau du gland. Hallopeau a noté ces douleurs 16 fois sur 42 cas.

La difficulté de la miction consistant dans sa diminution de la force du jet de l'urine, et le retard dans son départ, n'a rien de caractéristique. Hallopeau l'a observé 13 fois sur 42 comme premier symptôme. Furstenheim fait observer, d'après Freudenberg, que s'il y a réellement hypertrophie qui dégénère l'apparition de la fréquence nocturne précède de plusieurs années l'apparition des troubles de la miction ; au contraire, s'il y a hypertrophie à tendance maligne d'emblée, les troubles de la miction apparaîtront en même temps que la fréquence nocturne. Albarran et Hallé déclarent aussi que lorsque la rétention s'établit de bonne heure dans un cas d'hypertrophie, celle-ci est atteinte de dégénérescence maligne. Young et Oraison se rangent du même avis. Ce dernier explique la précocité des troubles de la miction par le développement plus considérable et plus rapide de la prostate en cas de cancer. Mais il existe des cas où la rétention est considérable, malgré le petit volume de la prostate. Donc, cette explication ne répond pas aux faits cliniques, et il y a sans doute d'autres raisons qui sont encore inconnues.

La rétention complète peut être aussi le premier symptôme d'un épithélioma de la prostate. Motz et Majewski l'ont observé 8 fois sur 60 et Hallopeau 6 fois sur 47.

L'incontinence d'urine peut s'observer aussi dès le début, et Albarran l'a observée dans un cas. Elle est due dans la plupart des cas à la destruction des sphincters par le néoplasme. Quelquefois elle se fait par regorgement.

Hématurie. — L'hématurie s'observe d'une façon assez fréquente dans l'épithélíoma de la prostate. Albarran cite Jullien et Engelbach comme l'ayant observée 29 fois sur 96. Motz et Majewski l'ont notée 26 fois sur 60 et Hallopeau 21 sur 42.

Nous avons vu qu'elle peut être le premier symptôme qui attire l'attention sur un cancer de la prostate. Le plus souvent elle est tardive ou précédée par d'autres troubles.

Motz et Majewski ne l'ont observée que 8 fois sur 60, comme symptôme initial ; Hallopeau 4 fois sur 42 et Young 4 fois sur 50.

Elle est spontanée, se produisant sans aucune cause apparente, la nuit ou le jour, généralement sans provoquer de douleurs. Quand il existe des douleurs, elles sont dues à l'accumulation des caillots dans la vessie (Albarran).

Elle peut être initiale, se produisant au début de la miction, teintant les premières gouttes d'urine, ou bien le sang accumulé dans l'urètre s'y coagule, et. est expulsé sous forme de caillots moulés. Parfois, elle est terminale. D'autres fois, elle est à la fois initiale et terminale. Dans quelques cas enfin, elle est totale.

Souvent, elle est peu abondante, se produisant à des intervalles plus ou moins éloignés. Rarement elle est abondante et continue, et encore, dans ces cas, elle ne met jamais la vie du malade en danger. Chez un malade de Carlier, elle a continué deux mois sans présenter des rémissions complètes. Albarran déclare avoir vu des hématuries abondantes durer de cinq à huit jours, mais il ajoute : « Je n'en ai point observées qui aient mis le malade en danger. »

La cause de ces hémorragies serait due, d'après Motz et Majewski, à la propagation du cancer à la vessie et à l'urètre postérieur. Ils citent, à l'appui de cette thèse, la grande fréquence de propagation du cancer à ces deux organes. Mais l'absence d'hématurie n'implique pas, d'après eux, l'intégrité de la vessie et de l'urètre.

Nous voyons combien ce symptôme, quand il est le premier, est peu utile pour un diagnostic précoce.

Douleur. — Les douleurs dans l'épithélioma de la prostate sont variables au point de vue de leur siège et de leur intensité.

Elles peuvent apparaître, dès le début, comme symptôme initial. Motz et Majewski les ont observées ainsi cinq fois sur 60 et Hallopeau trois fois sur 42. Elles ont alors pour siège principal, le plus souvent, la prostate ou les organes qui lui sont avoisinants. Ce sont des sensations de gêne et de pesanteur au périnée, ou bien des douleurs spontanées, sourdes ou lancinantes et térébrantes, persistant plus ou moins longtemps, ou se produisant sous forme d'accès. Gardner cite un cas d'Escat où il existait une névralgie rebelle siégeant dans le cordon et irradiant vers les lombes. Un peu plus tard, quand la maladie est plus avancée, Young dit que des douleurs pouvant accompagner la miction sont rapportées par le malade à l'extrémité de la verge le plus souvent, mais souvent aussi à l'urètre prostatique et au périnée. Des douleurs lombaires, souvent accusées par les malades, leur donnent, dit Albarran, une sensation de fatigue extrême et de courbature.

D'autres douleurs peuvent se produire sous forme de névralgies, s'irradiant le long d'un gros tronc nerveux et de ses branches. On sait que la névralgie du nerf sciatique est très fréquente, et Guyon a insisté sur elle dans ses leçons cliniques. Celle du nerf crural et de ses branches antérieures a été signalée aussi. Ces douleurs, sou-

vent spontanées, sont rarement provoquées par une mic-
tion ou une défécation (Albarran). On explique ces douleurs, irradiées, souvent tardives, par la compression des
troncs nerveux. Motz et Majewski déclarent qu'elles ne
dépendent ni de l'augmentation du volume de la prostate,
ni du processus néoplasique intra-glandulaire ; mais elles sont la conséquence des lésions périprostatiques, c'est-
à-dire des propagations néoplasiques en dehors de la
glande. Ces propagations peuvent être discrètes et n'exister qu'autour de quelques faisceaux nerveux. Dans d'autres cas, elles forment de gros amas néoplasiques au niveau des troncs nerveux, dont la compression provoque ces
névralgies.

Quant aux douleurs précoces, plusieurs théories ont été
émises pour les expliquer. Engelbach les a attribuées à
la pression par la capsule tendue sur les filets nerveux
de la glande prostatique ; Guépin à la distension de la
glande par ses produits de sécrétion, due à l'oblitération des canaux sécréteurs ; Pousson à des névrites des
nerfs de la prostate. Nous ne discutons pas ici la valeur
de chacune de ces théories, qui pourraient contenir chacune une part de la vérité, mais un fait nous paraît certain : c'est qu'on ne peut pas attribuer les douleurs précoces à des compressions se faisant en dehors de la prostate.

Il nous reste à signaler les douleurs dues aux métastases.

Ces douleurs peuvent se localiser dans les os seulement, ou bien se manifester dans des organes qui leur
sont avoisinants, par compression. Dans ce cas, on a observé des névralgies intercostales, sciatiques, etc., ou de
la céphalée. Elles accompagnent la généralisation osseu-

se d'une façon presque toujours précoce et peuvent être les seuls signes d'une localisation osseuse.

Troubles de la défécation. — On observe assez souvent, au cours de la carcinose prostatique, des troubles du côté du rectum. Ils se présentent sous forme de douleurs au périnée, ou anales avec ténesme et épreintes. La constipation est le phénomène le plus important. La défécation devient pénible, même douloureuse, et exige l'emploi des lavements évacuateurs. L'expulsion des matières devient quelquefois impossible et nécessite l'ouverture d'un anus contre nature.

Ces troubles pourraient exister seuls, en dehors de tout phénomène vésical, et créer une forme rectale, d'après Engelbach. Mais cette forme doit être rare, et Hallopeau ne l'a pas rencontrée dans ses observations. Le plus souvent, les troubles rectaux sont prédominants, mais coexistent avec les troubles vésicaux.

On peut observer aussi un bourrelet hémorroïdal, et rarement des ulcérations de la muqueuse avec un écoulement sanguin. La destruction de celle-ci et des parois rectales est exceptionnelle. On a signalé un cas où il y a eu une fistule urétro-vésicale.

Dans notre observation VI, un bourrelet néoplasique vint faire hernie dans le rectum deux mois après une cystostomie sus-pubienne pratiquée par M. Tédenat. Une partie de l'urine s'écoulait par le rectum.

Dans un cas de Tuffier, rapporté par Hallopeau, il y avait issue d'une partie de la tumeur par le rectum.

Enfin, avant de terminer les symptômes fonctionnels, nous signalerons l'expulsion par l'urètre, quelquefois, de fragments néoplasiques. Mais ce phénomène est très rare et, quand il existe, il peut fixer le diagnostic.

EXAMEN CLINIQUE

L'exploration directe donnera des renseignements plus précis concernant la maladie qui nous occupe. C'est surtout le toucher rectal qui est le plus important à ce point de vue, car il permet à lui seul, dans le plus grand nombre des cas, de faire le diagnostic.

Toucher rectal. — Il doit être pratiqué avec douceur, car il est souvent douloureux chez ces malades. La vessie sera, autant que possible, vidée, et le malade sera dans le décubitus dorsal.

On arriverait ainsi à savoir le volume de la prostate, sa consistance, l'état de sa surface, ainsi que ses limites.

Il est des cas où la glande n'offre aucune modification au doigt explorateur. Rarement elle est atrophiée. Dans le plus grand nombre des cas, il y a augmentation de volume, quelquefois d'une façon considérable.

Dans les formes localisées, le doigt arrive à délimiter la tumeur et atteint son bord supérieur. La consistance générale de la glande est dure, ligneuse, et sa surface présente des bosselures dures. Dans quelques cas, il existe des points ramollis. Quand l'épithélioma tend vers la diffusion, au début, le doigt peut encore atteindre sa limite supérieure. La tumeur forme alors une masse dure, irrégulière, derrière la vessie. Son bord supérieur présente d'un seul ou des deux côtés, un prolongement latéral qui se dirige en haut et en dehors. Dans les cas où il existe un prolongement de chaque côté, ceux-ci délimitent entre eux une échancrure, et le bord supérieur prend ainsi la forme d'un croissant. Avec le progrès de la diffusion, le néoplasme remplit l'espace qui sépare les deux pro-

longements, qui se trouvent ainsi réunis par un espèce
de plastron. C'est ce plastron, dur et irrégulier, que l'on
sent en pratiquant le toucher en cas de carcinose diffuse, et dont le bord supérieur pourrait devenir inac-
cessible au doigt, dans les cas avancés.

Le développement du néoplasme vers le sacrum peut
être tel que le doigt est arrêté et n'arrive pas à monter
très haut.

Sur les côtés, les limites de la tumeur peuvent être nettes ou bien diffuses. De ses bords partent des traînées
dures et irrégulières, qui gagnent les parois de l'excavation, et les échancrures sciatiques dans les cas de tumeur très volumineuse.

Il faut toujours ajouter au simple toucher la palpation
abdominale par l'autre main. On arrive ainsi à apprécier
l'épaisseur de la tumeur, sa mobilité et ses contours. La
main abdominale, en déprimant la paroi, peut repousser
la tumeur vers le doigt rectal, qui, de cette façon, atteint
plus facilement le bord supérieur.

Parfois aussi, on peut se rendre compte de l'état des
ganglions dans les parties latérales de l'excavation.

On cherchera enfin les rapports de la paroi et de la
muqueuse du rectum avec la tumeur. Il y a des cas où
la paroi rectale est envahie par la néoplasie, et la muqueuse est moins mobile. Celle-ci peut être parfois ulcérée. Hallopeau a trouvé une fistule urétro-vésicale, signalée deux
fois.

Exploration de l'urètre. — L'exploration de l'urètre
se fait au moyen de la boule olivaire. Elle montre quelquefois un canal normal. D'autres fois, la traversée prostatique est plus allongée et irrégulière. L'urètre peut être
coudé.

L'exploration, même pratiquée avec douceur, est presque toujours suivie d'un petit écoulement sanguin. Quelquefois cet écoulement sanguin est assez abondant. Parfois l'explorateur ramène un petit fragment néoplasique.

Quelquefois l'explorateur à boule ne pénètre pas dans la vessie. Dans ce cas, on doit employer la sonde molle, ou à béquille, et jamais des sondes métalliques, car les fausses routes sont faciles à cause de la friabilité du tissu, plus ou moins atteint par le néoplasme, qui pourrait occasionner des hémorragies assez graves (Albarran).

Exploration de la vessie. — Young et Harrison ont employé la cystoscopie pour l'exploration de la vessie et de la prostate. D'après eux, la prostate ne fait pas un relief considérable dans la vessie et présente des contours irréguliers.

Young déclare que la saillie que l'on voit dans la vessie est due ordinairement à de l'hypertrophie. Il ajoute que la muqueuse de la partie antérieure du trigone présente des plis qui, pour lui, sont très importants pour le diagnostic.

Hallopeau trouve aussi que l'emploi de la cystoscopie est indispensable pour connaître les lésions de la vessie, laquelle présente « des saillies bourgeonnantes, ou villeuses, parfois de simples ulcérations, ordinairement limitées à la région prostatique ».

On peut aussi, à l'exemple de Pousson, se servir d'un explorateur métallique, qui peut tout aussi bien fournir la plupart des renseignements donnés par le cystoscope.

En pratiquant le toucher rectal, on peut, à l'exemple de Freyer, si l'index arrive à dépasser la prostate, palper la base de la vessie afin de constater si elle est normalement souple ou indurée par une infiltration cancéreuse.

Recherche des ganglions. — La recherche des ganglions a une grande importance, car, comme nous l'avons vu, ils sont presque toujours envahis, et souvent d'une façon précoce. On cherche les ganglions iliaques en enfonçant la main profondément dans les fosses iliaques. On peut les sentir, formant des masses plus ou moins irrégulières, isolées ou fusionnées ensemble, et même avec la tumeur primitive. Sur la ligne médiane, en déprimant fortement la paroi devant la région lombaire, on peut arriver quelquefois, surtout chez les personnes maigres, à sentir, devant la colonne vertébrale et l'aorte, ou bien de chaque côté, des masses plus ou moins irrégulières, constituées par des ganglions prévertébraux envahis. Dans quelques cas, c'est une grosse masse, dure et bosselée, qui couvre l'aorte et la colonne vertébrale, et qui se confond quelquefois en bas avec la masse primitive.

Les ganglions inguinaux doivent être recherchés aussi d'une façon systématique.

Les creux sus-claviculaires, surtout celui du côté gauche, doivent être explorés avec soin.

Exploration du système osseux. — L'exploration osseuse, que peu d'auteurs ont signalée, a pourtant une grande importance, puisque la découverte d'un foyer cancéreux osseux peut quelquefois confirmer le diagnostic.

Les métastases osseuses sont relativement fréquentes dans l'épithélioma de la prostate. Young les considère même comme plus fréquentes que les propagations aux ganglions lymphatiques.

L'attention peut être attirée sur un foyer métastasique osseux par des douleurs spontanées, surtout dans un point

localisé (Wolf), ou bien par une fracture spontanée, comme dans le cas de Silcock, cité par Davrinche, où le malade se fit une fracture en attrapant l'orteil dans la robe
de sa femme, qui l'aidait à descendre de son lit. Mais lorsque ces deux symptômes manquent, c'est la palpation
des os qui nous fait sentir une déformation osseuse, ou
un os présentant une ou plusieurs tuméfactions lisses
ou bien hérissées de spicules, qui peuvent quelquefois
être senties à travers les parties molles, surtout sur les
côtes.

Il est des cas où il n'existe aucun signe qui mette sur la
trace d'un foyer métastasique osseux. Dans ces cas, dit
Davrinche, il faut avoir recours à la radiographie. « L'i-
mage que l'on obtiendra sera différente selon qu'il y
aura une néoformation et hyperplasie du tissu osseux, ou
bien une raréfaction de ce même tissu, qui est parfois rem-
placé presque entièrement par l'infiltration épithéliale. »
Les rayons Rœntgen peuvent aussi être utiles. C'est ainsi que Fraenkel a pu présenter des photographies sur les-
quelles les vertèbres apparaissent semblables à du caoutchouc.

Les métastases osseuses peuvent être précoces et multiples. Dans notre observation V, une tumeur apparaît à la
tête humérale droite, une autre au niveau de la poignée
du sternum et, chez ce malade, la paraplégie doit être
attribuée à une lésion néoplasique des corps vertébraux
(Tédenat), de localisation incertaine.

Observation V

(Professeur Tédénat)

Cancer diffus de la prostate. — Paraplégie. — Mort 6 mois après le début des troubles fonctionnels

Jules D..., tailleur, 33 ans. Rien à noter dans l'hérédité. Bonne santé habituelle. Blennorragie à l'âge de 21 ans, sans complication. Constipation sans dyspepsie.

Le malade entre dans le service du professeur Tédénat, le 3 mai 1906. Depuis trois mois, les mictions sont devenues fréquentes, se font avec effort et retard du jet. L'urine est claire. Il y a quinze jours, le malade a rendu du sang rouge vif mêlé aux dernières gouttes de l'urine. Plusieurs fois depuis lors, l'urine contient un peu de sang. Depuis un mois, douleur permanente dans le sacrum, l'anus, les fesses, irradiant parfois jusqu'au creux poplité. Il y a cinq jours, impossibilité d'uriner. Le malade est sondé avec une sonde métallique qui détermine une hématurie abondante. Il a dû être sondé tous les jours avec une sonde en gomme en béquille. La sonde entre difficilement et doit être enfoncée de toute sa longueur pour que l'urine s'écoule ; chaque cathétérisme détermine l'écoulement d'une quantité variable de sang. Le malade a maigri beaucoup depuis un mois, et est d'une grande pâleur.

4 mai. — Le toucher rectal montre : prostate grosse, allant d'une branche ischio-rectale à l'autre, très dure, avec des crêtes saillantes. Le doigt ne peut atteindre sa limite supérieure. Par l'hypogastre, on sent une masse dure remplissant le pelvis.

Par le cathétérisme, avec une sonde en caoutchouc qui

pénètre péniblement, il s'écoule 300 grammes d'urine, bien que le malade eût uriné environ 200 grammes au prix de grands efforts, dix minutes avant. L'urine est fortement teintée de sang. Rien de notable du côté des reins.

10 mai. — Le cathétérisme évacuateur a dû être pratiqué trois ou quatre fois dans 24 heures, depuis l'entrée du malade dans le service. Les besoins d'uriner se font sentir deux ou trois fois par heure, malgré des suppositoires morphinés. Ce n'est qu'avec de grands efforts que le malade évacue chaque fois un tiers de verre d'urine sanguinolente.

Aujourd'hui, une sonde Nélaton est mise à demeure.

12 mai. — La sonde est mal supportée, le malade l'enlève. Douleurs térébrantes dans la région sacrée, le périnée ; faux besoins de défécation.

14 mai. — M. Tédenat propose une cystostomie sus-pubienne ; le malade s'y refuse et il quitte le service le 16 mai.

9 juin. — M. Tédenat voit le malade qui se sonde huit ou dix fois par jour, presque chaque fois avec hématurie. Urine purulente, fétide, tumeur dure au niveau de la tête humérale droite, douleurs pelviennes irradiant dans les deux nerfs sciatiques. Paraplégie, amaigrissement considérable et pâleur.

Au toucher rectal : prostate dure, grosse, remplissant tout le pelvis, facile à percevoir au-dessus du pubis, surtout à gauche.

Le malade succomba le 13 juillet. Il avait depuis le 20 juin des hématuries peu abondantes et permanentes, de vives douleurs dans les fesses, le sacrum, irradiant le long des sciatiques, surtout à gauche. La tumeur de la tête humorale droite avait le volume d'un gros œuf de poule. Une tumeur du volume d'une noix existait depuis une dizaine de jours au niveau de la face antérieure de la poignée du sternum.

———

CHAPITRE V

COMPLICATIONS, DUREE ET TERMINAISON

COMPLICATIONS. — Nous avons déjà signalé la rétention d'urine et l'obstruction intestinale à propos des troubles de la miction et de la défécation.

L'infection des voies urinaires n'est pas rare au cours
de la carcinose prostatique. Elle peut commencer par la
vessie, y séjourner pendant un certain temps, donnant
lieu à des phénomènes de cystite, puis elle gagne les reins,
occasionnant une pyélonéphrite.

La compression des uretères peut déterminer l'hydronéphrose et même l'anurie. Albarran a dû pratiquer la
néphrostomie pour combattre une anurie datant de trois
jours.

La compression des veines peut produire des œdèmes,
généralement localisés aux membres inférieurs.

Hallopeau a noté cet œdème du membre inférieur d'un
seul côté dans quatre de ses observations. On a vu, dans
quelques cas, le gonflement des testicules et des bourses,
par compression des veines spermatiques et scrotales.

L'œdème peut encore résulter de l'envahissement des
veines iliaques (Guyon).

Lorsque le cancer se propage aux os du crâne, on peut
observer les complications suivantes : céphalée, crises
épileptiques, hémiplégie ou paralysie localisée. Dans un

cas de Silcock, cité par Davrinche, il y a eu paralysie faciale par envahissement du rocher. Lorsque ce sont les vertèbres qui sont atteintes, on peut constater des déformations osseuses, et la paraplégie, comme dans les cas de Carlier et Looten, de Nélaton et de Kauffmann.

Nous signalons enfin des embolies, qui peuvent avoir leur point de départ dans les thromboses veineuses du bassin (Dubuc).

Durée et Terminaison. — Il est impossible de fixer une durée à l'épithélioma de la prostate, car le début de son évolution passe souvent inaperçu. Quelquefois une période d'évolution latente très longue précède le moment d'apparition des premiers symptômes à partir duquel on détermine la durée de la maladie.

Il est des cas où, à partir de ce moment, la maladie a une durée de quelques mois, et même de quelques jours (Guyon).

Dans d'autres cas, elle peut durer une ou plusieurs années. Motz et Majewski, qui ont pu suivre l'évolution clinique complète chez vingt-six malades, ont observé chez deux de ces derniers seulement les premiers symptômes séparés de la mort par une période de cinq ans chez l'un, et de dix ans chez l'autre. Chez tous les autres, il y a eu, entre les premiers symptômes et la mort, une période variant de trois mois à trois ans. D'après eux, dans 40 pour 100 des cas observés, il ne s'est pas écoulé plus de six mois entre l'apparition des premiers symptômes et la mort.

Dans nos observations de carcinose diffuse, la mort est survenue rapidement après le début reconnu du mal deux mois et demi (obs. VI), six mois (obs. V), trois mois (obs. III), trois mois (obs. IV).

La mort peut être due aux progrès de la cachexie. Mais c'est surtout à la suite d'une complication que les malades sont emportés. Le plus souvent, c'est une infection urinaire plus ou moins aiguë qui occasionne la mort. Parfois, elle est causée par une obstruction intestinale. Dans un petit nombre de cas, comme l'a signalé Dubuc, la mort survient subitement par embolies, ayant leur point de départ dans une phlébite d'origine pelvienne ou du membre inférieur.

CHAPITRE VI

DIAGNOSTIC

Le diagnostic de l'épithélioma de la prostate est quelquefois très difficile à faire, surtout quand il s'agit des formes circonscrites.

La confusion de ces épithéliomas, encore limités avec l'hypertrophie, est très fréquente. Les symptômes fonctionnels du cancer sont peu caractéristiques et, par conséquent, insuffisants pour établir un diagnostic entre ces deux affections. L'amaigrissement rapide des malades peut faire penser à un cancer, mais on peut observer un état de maigreur considérable chez les vieux prostatiques infectés. Les métastases, surtout osseuses, peuvent être d'un certain secours, mais elles ne sont pas constantes et leur existence est quelquefois difficile à constater. L'âge trop avancé ou, au contraire, relativement jeune, doit éveiller des soupçons, et avant 55 ans ou après 70 ans, une hypertrophie doit être regardée comme suspecte.

Le toucher seul peut donner quelques renseignements précis, mais à une période relativement avancée de la maladie, car on sait qu'au début une prostate cancéreuse a souvent les mêmes caractères qu'une hypertrophie banale de cette glande.

Dans les cas difficiles, on se basera sur l'évolution plus lente de l'hypertrophie, son volume, généralement moins

considérable. Au toucher, on sent, dans l'épithélioma,
une prostate dure, à surface bosselée, avec deux prolon-
gements postérieurs, tandis que, dans l'hypertrophie, la
consistance est plus molle, la surface est lisse, et le développement se fait plutôt vers la vessie et l'urètre. Enfin,
dans l'hypertrophie, il n'y a pas d'envahissement ganglionnaire, ni des métastases, ni des douleurs spontanées
ou provoquées.

Lorsque l'épithélioma vient se greffer sur une hypertrophie bénigne, le diagnostic est encore plus difficile.

Dans ce cas, le changement de consistance de la glande,
un accroissement plus rapide de son volume, l'apparition
des bosselures ou des hémorragies doivent attirer l'attention du médecin. Un autre signe qui aurait aussi de l'importance, d'après quelques-uns, c'est la difficulté qu'é-
prouvent les néoplasiques à supporter la sonde à demeure.

La confusion est encore possible quand il s'agit d'hypertrophie compliquée de prostatite et de péricystite postérieure avec une adénite des ganglions iliaques. Mais,
dans ces cas, une suppuration urétrale est toujours conco-
mitante, et la pression de la glande est douloureuse et
fait sourdre un liquide purulent par expression des glandes prostatiques.

Dans les cas de tuberculose de la prostate, l'affection
est rarement limitée à la prostate, mais occupe aussi l'épi-
didyme, le canal déférent et les vésicules séminales. De
plus, les nodosités de la tuberculose sont plus petites,
moins dures, quelquefois ramollies, et sont entourées par
des portions de la glande, toujours souples. Le malade,
dans ce cas généralement, est plus jeune ; son état général, ses antécédents, la recherche des bacilles dans l'urine
et l'écoulement, finissent pas fixer le diagnostic.

Lorsque la prostatite tuberculeuse s'accompagne de péricystite, le diagnostic peut être très difficile. Albarran cite une observation où la tuberculose ne fut reconnue qu'après l'incision et la guérison de la tumeur.

Pour les tumeurs de la vessie, le diagnostic est facile dans certains cas.

Lorsque la tumeur est vésicale, le toucher fait constater une prostate normale. L'exploration de l'urètre montre que la portion prostatique est allongée et irrégulière en cas de tumeur de la prostate. Par le palper, la tumeur de la vessie, dit Albarran, « est molle et donne, plutôt que la sensation d'une vraie tumeur, celle d'un liquide remplissant la vessie ». L'envahissement ganglionnaire est exceptionnel dans la tumeur de la vessie, tandis que dans l'épithélioma de la prostate on le constate dans presque tous les cas. Une hématurie se produisant au début de la miction, doit attirer l'attention sur la prostate. Enfin, l'examen cystoscopique éclaire souvent le diagnostic.

Mais à côté de ces cas où le diagnostic est relativement facile, il en existe d'autres où il est très difficile.

En effet, dans les cas de tumeurs prostato-vésicales où la masse néoplasique est plus saillante du côté de la vessie, le point de départ de la tumeur reste souvent discutable. On doit se rappeler alors que la plupart des tumeurs infiltrées de la vessie sont d'origine prostatique.

Motz a trouvé cette origine prostatique dans 28 cas sur 38 tumeurs infiltrées de la vessie.

Lorsque la tumeur vésicale coexiste avec une hypertrophie de la prostate, la confusion avec une tumeur prostatique propagée à la vessie, est facile. On évitera cette confusion en faisant le diagnostic entre le cancer et l'hypertrophie. Dans ce dernier cas, la tumeur serait forcément vésicale.

Les calculs prostatiques seront rarement confondus avec un cancer de cette glande. Les gros calculs endoprostatiques qui pourraient créer quelques difficultés de diagnostic sont exceptionnels, et quand ils existent, ils sont souvent accompagnés de prostatite chronique.

Les kystes de la prostate sont souvent méconnus. Lorsqu'ils sont assez volumineux pour donner lieu à des signes qui attirent l'attention, ils seront distingués de l'épithélioma de la prostate par leur consistance molle et leur surface lisse.

La confusion avec un calcul de la vessie est facile à éviter. Les symptômes, et surtout l'hématurie d'un calcul, sont très caractéristiques.

Dans les cas difficiles, la cystoscopie tranche la question.

Une tumeur de la paroi antérieure du rectum peut être prise aisément pour une tumeur de la prostate propagée à cette partie de l'intestin. En effet, dans les deux cas, on rencontre les mêmes troubles de la défécation, et le toucher fait constater que la muqueuse est immobile sur la paroi, qu'il existe sur la face antérieure de cet organe une tumeur irrégulière. Mais la présence des phénomènes vésicaux, l'exploration de l'urètre, l'intégrité relative de la muqueuse rectale par rapport au gros volume de la tumeur, faciliteront le diagnostic. Enfin, on doit se rappeler la rareté de l'envahissement du rectum par l'épithélioma de la prostate.

Le diagnostic entre le sarcome et l'épithélioma de la prostate se base sur la notion de l'âge, le premier étant surtout fréquent chez les enfants et les adultes jeunes. Il présente, en plus, un développement plus considérable, sa consistance est plus molle, parfois fluctuante, sa surface plus lisse. L'envahissement et les métastases sont souvent absents dans le sarcome.

Diagnostic précoce

La cure radicale de l'épithélioma de la prostate exige, pour qu'elle ait quelque chance de réussir, un diagnostic précoce. Ce diagnostic précoce, qui doit être fait avant que la tumeur ait dépassé la capsule prostatique et avant toute propagation, est malheureusement souvent impossible.

En effet, nous avons vu que les premiers symptômes qui attirent, dans la plupart des cas, l'attention sur un épithélioma de la prostate, sont les troubles urinaires, l'hématurie et les douleurs. Or, l'hématurie et les douleurs indiquent, d'après Motz et Majewski, soit une propagation du cancer à l'urètre postérieur ou à la vessie, soit une diffusion périprostatique le long des faisceaux nerveux et par conséquent on ne peut entreprendre une opération après leur apparition. Restent les troubles urinaires qui eux peuvent apparaître avec un épithélioma encore circonscrit. Mais ces troubles sont loin d'être caractéristiques, et on ne peut se baser sur eux exclusivement pour poser un diagnostic net.

Selon Young, un signe important pour le diagnostic qui est donné par le cystoscope est un plissement et une surélévation de la muqueuse de la partie antérieure du trigone, dus à la rétraction de cette partie de la vessie par l'envahissement néoplasique.

Le même auteur propose dans les cas d'hypertrophies douteuses la technique suivante : Il commence comme pour une prostatectomie ordinaire, met à nu la glande, incise la capsule, et excise un mince fragment du tissu prostatique avec lequel il fait préparer des coupes conge- lées qui, dit-il, avec un histologiste expérimenté et un labo- ratoire à côté de la salle d'opération, peuvent être prêtes en six minutes. S'agit-il d'une hypertrophie simple, on con- tinue l'opération comme pour l'hypertrophie simple ; si au contraire l'examen a montré la présence de lésions épithéliomateuses, on cautérise les incisions et l'on re- court à l'opération radicale dont nous parlerons dans un instant.

Cette méthode, très scientifique, n'est pas à la portée de tous les chirurgiens, et rend l'opération plus longue.

Mais nous croyons que les meilleurs renseignements sont encore ceux fournis par le toucher.

Le changement do consistance de la prostate, l'appari- tion de quelques indurations à sa surface ou à son inté- rieur, doivent attirer l'attention, surtout chez les pros- tatiques, et un médecin familier avec l'exploration de la prostate par le toucher, peut saisir le moment où la tu- meur est encore circonscrite, en se basant sur ces si- gnes.

Albarran a dit : « Depuis que mon attention est attirée sur la fréquence de la transformation des hypertrophies en cancer, j'ai pu diagnostiquer la dégénérescence épithé- liomateuse par le changement de consistance de la pros- tate chez un malade souvent examiné, et diagnostiqué unanimement hypertrophié ; l'autopsie confirme mon dia- gnostic. »

C'est dans ces cas seulement qu'une opération radicale peut donner un résultat favorable.

CHAPITRE VII

TRAITEMENT

Le traitement du cancer épithélial de la prostate peut être divisé en deux parties, suivant qu'il est simplement palliatif, ou bien au contraire curatif.

TRAITEMENT PALLIATIF.

C'est le seul possible quand le diagnostic a été fait trop tard pour qu'une ablation complète de la glande soit praticable.

Contre les douleurs parfois très vives on emploie : le chloral, la belladone, l'opium, pris à l'intérieur ; les petits lavements de chloral, de morphine, d'antipyrine et de laudanum ; les suppositoires à l'opium ou à la cocaïne ; les bains généraux ou de siège ; l'application de cata-plasmes laudanisés sur l'hypogastre ; enfin, les injections hypodermiques de morphine ou d'héroïne.

L'hématurie, lorsqu'elle est peu abondante, est traitée par l'application de sacs de glace sur l'hypogastre et sur le périnée, sans discontinuité. Desnos trouve ce moyen plus efficace que les applications chaudes sur ces régions.

Les hémostatiques comme l'hydratis l'hamamélis, le tannin ou le chlorure de calcium donnés à l'intérieur sont presque sans action. Les injections hypodermiques du sérum gélatiné sont plus efficaces, mais leur action n'est pas durable. Quant au cathétérisme, on ne doit l'employer que lorsque ces petits moyens deviennent insuffisants, ou bien' en cas d'hémorragies abondantes. La sonde permet alors l'évacuation des caillots sanguins qui pourraient mettre obstacle au cours de l'urine, ou bien l'introduction dans la vessie des solutions hémostatiques à l'antipyrine ou au tannin, ou même de l'eau chaude simplement.

En cas d'infection de la vessie on pratiquera des lavages avec des antiseptiques faibles, car les solutions fortes risquent de redoubler les douleurs.

Les instillations sont toujours mieux supportées et peuvent quelquefois donner de bons résultats.

Lorsqu'il y a rétention, si le cathétérisme est facile, on le pratiquera matin et soir ; au besoin même plus souvent, selon la fréquence du besoin d'uriner.

La sonde en caoutchouc de Nélaton suffit dans la plupart des cas. C'est le moins traumatisant des instruments évacuateurs. Si, comme il arrive quelquefois, le canal est rétréci dans la région prostatique, une sonde en gomme, à béquille, de petit calibre, pénètrera souvent mieux grâce à sa moindre mollesse qu'une sonde en caoutchouc, de même diamètre. Ce n'est qu'exceptionnellement qu'une sonde métallique deviendra nécessaire. Il n'y en a pas de meilleure que la sonde de Gély, qu'il faudra toujours manier avec douceur. Nous l'avons vu utiliser souvent par notre maître, M. le professeur Tédenat, dans des cas de rétention d'urine par hypertrophie prostatique, et dans des cas où aucun autre instrument n'avait pu être introduit jusque dans la vessie.

Mais on conçoit qu'on ne puisse longtemps soumettre le malade atteint de cancer prostatique à des cathétérismes répétés plusieurs fois par jour par un instrument métallique. Un jour ou l'autre le chirurgien même exercé arriverait à blesser l'urètre prostatique déformé, ou bien un bloc néoplasique fera tôt ou tard obstacle absolu au passage de la sonde. Enfin, il est des cas où la sensibilité de l'urètre profond est telle que le malade le plus énergique ne peut supporter le cathétérisme. Les suppositoires, les petits lavements morphinés ou à l'antipyrine n'ont qu'une action sédative éphémère, et il faut trouver d'autres moyens pour évacuer la vessie et la mettre au repos.

Parmi ces moyens, la cystostomie hypogastrique est habituellement le seul qui donne des résultats sérieux. On fera à la paroi vésicale une ouverture aussi étroite que possible. On y introduira un drain de 10 à 15 millimètres d'ouverture, qui sera fixé par des points de suture de telle manière que son extrémité profonde n'appuie pas sur la paroi vésicale postérieure. On établira un siphonnage grêle, duquel l'urine coulera, au fur et à mesure de son arrivée dans la vessie, dans un bocal placé sous le lit. Au bout de quelques jours on pourra remplacer le tube par un des nombreux appareils inventés pour ces cas de cystostomie sus-pubienne. Desnos et Minet ont pratiqué 4 cystostomies, leurs malades ont eu une survie de 2, 3, 5 et 9 mois, et ont été tous soulagés.

Dans deux de ces cystostomies ces auteurs ont eu l'occasion d'exciser deux bourgeons faisant saillie dans la vessie et paraissant avoir été la source d'hémorragies ; celles-ci se sont, en effet, arrêtées après l'ouverture vésicale.

Peut-on songer à supprimer le bloc néoplasique qui obstrue, soit le col vésical, soit l'urètre prostatique ? M. Tédenat l'a fait deux fois par la voie sus-pubienne, après cystostomie. Il a curetté la partie profonde de l'urètre prostatique et l'a sectionné avec la lame du thermocautère. Un des deux malades n'en a eu aucun bénéfice ; l'autre récupéra pendant trois semaines la miction volon. taire.

Observation VII

(Professeur Tédenat)

Carcinose diffus de la prostate. — Hématuries abondantes. — Cystostomie sus-publenne avec survie de 2 mois et demi

Jules C..., 42 ans. Rien à noter dans les antécédents héréditaires. Fièvre typhoïde à 21 ans, peu grave. Pas de maladies vénériennes.

Le malade consulte le docteur Dusser le 6 novembre 1901. Il éprouve depuis deux mois des besoins d'uriner très fréquents (toutes les deux heures, aussi bien la nuit que le jour), des douleurs au périnée et au gland, sourdes et continues. Il a uriné un peu de sang, il y a huit jours, pendant 24 heures.

Le docteur Dusser trouve, au toucher rectal, la prostate augmentée de volume, et conseille des lavements chauds et un suppositoire, le soir, avec un centigr. de morphine.

13 novembre. — Les douleurs persistent, les besoins d'uriner sont plus fréquents, la miction est lente et se fait avec effort. Hier, hématurie abondante avec caillots, qui ont obligé M. Dusser à faire le cathétérisme évacuateur avec une sonde en gomme à béquille. Il a retiré 300 grammes d'urine mêlée d'une forte proportion de sang.

14 novembre. — MM. Tédenat et Dusser voient le malade. La prostate, dure, noduleuse, fait une saillie dans le rectum beaucoup plus marquée ; elle va d'une branche ischiatique à l'autre. On ne peut atteindre son extrémité

supérieure. On la sent par l'hypogastre sous forme d'une masse à trois lobes.

La miction spontanée est impossible. Le malade est très pâle, il a perdu beaucoup de sang, et il existe des caillots dans la vessie. Les douleurs sont très vives dans la région sacrée, autour de l'anus, dans les fesses et les testicules, qui ont leur volume et leur consistance normaux.

16 novembre. — Le cathétérisme évacuateur est très difficile ; les sondes en gomme et en caoutchouc n'entrent pas depuis hier matin. La vessie est distendue ; les besoins d'uriner sont persistants.

Le malade accepte la cystostomie hypogastrique.

Elle est facile, grâce à la distension vésicale.

Évacuation de nombreux caillots noirs. En arrière du col, la prostate forme une masse polylobulée, dure, grisâtre. Sur le côté gauche, la paroi vésicale est doublée à sa face externe par une lame noduleuse épaisse. Un bloc néoplasique, du volume d'un gros marron, se détache. La surface saigne. Le tube de Pezzer-Guyon est mis en place et, autour de lui, de longues mèches de gaze iodoformées sont tassées dans un but d'hémostase. Drain prévésical ; trois points de suture au crin de Florence sur la paroi abdominale.

18 novembre. — Le malade est soulagé de ses besoins d'uriner ; les douleurs sont un peu moindres, probablement en partie, grâce à des lavements laudanisés, donnés toutes les cinq heures avec la seringue de Condamin.

L'hémorragie est arrêtée.

Les tampons de gaze sont enlevés le 21 novembre ; le drain fonctionne bien. Bon aspect de la plaie. Les besoins d'uriner sont moins pénibles, moins fréquents, mais incomplètement supprimés. Les douleurs persistent et exigent l'emploi des lavements morphinés, deux à trois fois par jour.

25 novembre. — Petites hémorragies hier. Etat général mauvais. Le matin, hémorragie assez abondante pour nécessiter un tamponnement à la gaze iodoformée.

28 novembre. — Tampon et drain enlevés. Malgré l'écoulement facile de l'urine, les besoins d'uriner persistent, mais supportables.

15 décembre. — De temps en temps, petites hémorragies, grosses masses néoplasiques saillantes dans la plaie vésicale. Hémorragies par le rectum hier. Grosse masse formant champignon sur la face rectale de la prostate.

28 décembre. — Un peu d'urine s'écoule par le rectum ; cachexie, douleurs vives nécessitant trois ou quatre injections de morphine par 24 heures. Masses noduleuses dans la fosse iliaque gauche. Hydronéphrose gauche.

Le malade succomba le 25 janvier.

L'examen microscopique du bloc enlevé montre un cancer aréolaire à cellules cubiques.

Mieux vaudrait pratiquer l'opération de Bottini. Young l'a utilisée sept fois. Furstenheim a publié cinq cas de la pratique de Freudenberg, et deux cas qu'il a trouvés dans la littérature médicale. Au dire de Young, dans les quatorze cas, l'opération de Bottini a donné d'excellents résultats, la miction volontaire fut presque immédiatement rétablie. Dans plusieurs cas de Furstenheim le bon résultat persiste pendant près d'un an. Dans un cas de Young le malade resta sans douleur et sans rétention d'urine pendant plus de quatre ans, bien qu'il y eût envahissement des vésicules séminales et métastases ganglionnaires multiples.

Desnos a pratiqué trois fois cette opération. Les résultats ont été satisfaisants ; la rétention et l'infection ont diminué. Deux de ces malades sont restés en rétention in-complète mais ont pu être sondés facilement ; le troisiè-me a vidé presque complètement sa vessie.

On pourrait craindre que l'incision, même galvanocaus-tique, de la prostate cancéreuse exposât à la dissémination du néoplasme. En général, il n'en est pas ainsi, et après l'expulsion des eschares la plaie se recouvrirait d'une muqueuse souple (Furstenheim). Ce serait là un fait, à notre avis, extraordinaire, et nous laissons à l'auteur al-lemand la responsabilité de son opinion.

Il est une objection à faire à l'opération de Bottini, soit qu'on la pratique pour le cancer ou pour la simple hypertrophie de la prostate. C'est une opération souvent aveugle, toujours imprécise, qui comporte une mortalité assez élevée. L'obstruction au passage de l'urine n'est le-vée que pour un temps généralement peu considérable.

La prostatectomie sus-pubienne n'est jamais qu'une opération partielle au cas de cancer prostatique. L'infil tration du néoplasme rend impossible la séparation dans le bon plan de clivage. Dans un cas, M. Tédenat ne put « entamer » la glande ligneuse ; dans un autre cas, il l'enleva péniblement par petits blocs, et moins de deux mois et demi après, tout soulagement avait disparu.

Il en a été ainsi dans neuf cas appartenant à sept chi-rurgiens réunis par Young. Amélioration fonctionnelle de courte durée, suivie d'une extension rapide du néoplas-me. Dans un seul cas où Young put enlever d'un bloc toute la prostate et une partie de sa capsule, le malade resta soulagé pendant 3 ans et demi, mourant alors de métastases dans les ganglions du hile du rein.

La prostatectomie périnéale incomplète a été pratiquée plus souvent que la prostatectomie sus-pubienne. En 1907, Motz réunit huit observations de prostatectomie périnéales partielles pour cancer de la prostate ; dans presque tous ces cas, on avait cru opérer pour simple hypertrophie. On reconnut la présence d'un ou plusieurs nodules cancéreux après l'opération. Dans 4 cas seulement le résultat fut satisfaisant. Dans deux cas de Rafin il y eut une légère amélioration. Un malade survécut 2 mois, l'autre 12 mois.

Pousson eut un résultat favorable, mais ne put suivre son opéré au delà de neuf mois. Le cas le plus heureux est celui de Réginard Harrison, dont le malade était en bon état seize mois après l'opération. En novembre 1903, M. Tédenat pratiqua la prostatectomie périnéale chez un homme de 64 ans, ayant depuis 3 ans des accidents de prostatisme ; le cathétérisme était nécessaire depuit huit mois, quatre ou cinq fois par 24 heures ; quelques douleurs au gland. L'opération fut pénible ; la cicatrisation se fit en un mois et demi, mais après trois mois d'amélioration (Cathétérisme matin et soir, avec quelques mictions spontanées pénibles), survinrent quelques hématuries légères, de la rétention ; mort huit mois après l'opération.

Young a pratiqué 10 fois son opération de « prostatectomie périnéale conservatrice ». Six fois il avait cru opérer pour simple hypertrophie ; dans les quatre autres cas, il avait reconnu l'existence d'un cancer inopérable, et avait opéré dans le but de diminuer l'obstruction au passage de l'urine.

Il a obtenu des résultats « vraiment surprenants », sauf une exception, la plaie a guéri comme dans les cas de tumeurs bénignes ; tous les malades, sauf un, ont survécu plus d'un an ; trois ont survécu deux ans ; un était vivant quatre ans après l'opération. La gêne à l'émission de l'urine avait été entièrement ou presque entièrement supprimée. Aussi Young emploie-t-il volontiers la prostatectomie périnéale conservatrice radicale.

Notre maître, M. le professeur Tédenat, lui donne aussi la préférence sur le Bottini et la cystostomie sus-pubienne.

TRAITEMENT RADICAL

Le traitement radical a pour objectif l'excision de toute la masse cancéreuse prostatique et périprostatique.

On ne doit intervenir d'une façon radicale qu'après un examen très soigneux, et s'il y a le moindre doute sur l'extension du néoplasme, il faut s'abstenir absolument. La tumeur doit être bien limitée et d'une mobilité complète ; les plans environnants souples. Les fosses iliaques et les régions inguinales seront explorées d'une façon soigneuse. L'examen cystoscopique de la vessie est également très utile, car il permet de voir exactement l'état de la muqueuse. On terminera l'examen du malade par l'exploration des autres organes, des régions sus-claviculaires, surtout gauches, et enfin du système osseux, et plus particulièrement de la colonne vertébrale.

L'intervention décidée, on doit pratiquer l'opération radicale de Young à qui nous donnons la préférence parce qu'elle permet d'enlever la prostate, la partie juxta-cervicale de la vessie et les vésicules séminales d'un bloc.

Opération radicale de Young par voie périnéale. — Le malade est placé dans la position périnéale inversée, après introduction d'une sonde en gomme n° 24. Incision en V, ayant son sommet au ras du bulbe, ses deux branches latérales longues de cinq à six centimètres, sont parallèles aux branches ischio-pubiennes. On met à nu de chaque côté le releveur de l'anus et au milieu le noyau central du périnée. Une large valve attire l'anus en arrière et tend le muscle recto-urétral qu'on sectionne. Alors on

attire le bulbe en avant. Il faut veiller à ne pas léser le
rectum pendant la section du muscle recto-urétral. Dès
qu'il est coupé, le rectum est aisément reporté en arrière
et on arrive sur l'urètre membraneux que la sonde permet de bien mettre en relief. On l'incise longitudinale-
ment, on saisit avec une pince chaque lèvre de l'incision
muqueuse inclusivement. Un aide retire la sonde et le
chirurgien introduit le désenclaveur par l'incision mem-
braneuse jusque dans la vessie. Le désenclaveur sert à
attirer la prostate dont on dégage toute la face postérieure. On sectionne l'urètre membraneux en avant du bec de
la prostate qui est fortement abaissée, ce qui permet de
couper avec des ciseaux les ligaments pubo-prostatiques
au ras de la face antérieure de la prostate, après avoir re-
foulé du mieux possible les plexus veineux. L'hémorragie
assez abondante est arrêtée par un tampon de gaze.

En attirant fortement la prostate au dehors, on fait
apparaître la surface antérieure de la vessie à laquelle
on fait une boutonnière transversale à un centimètre au-
dessus du rebord prostatique. On élargit cette boutonnière de chaque côté de façon à respecter les uretères. On dé-
colle les vésicules séminales, les deux derniers centimètres des canaux déférents ; on évitera les uretères. On enlève ainsi la prostate, la partie juxta-cervicale de la vessie
et les vésicules séminales d'un bloc. Des pinces hémostatiques sont placées sur les vaisseaux qui saignent
(plexus périprostatiques). On suture la vessie à l'urètre
membraneux et on rapproche par des sutures transversa-
les la portion de vessie qui reste ouverte en arrière de la
suture vésico-urétrale. Une sonde est placée dans l'urètre. On rapproche par trois points de suture les muscles
releveurs l'un à l'autre ; on place des mèches de gaze dans
les vides. La sonde reste en place 8 à 10 jours. Habituel-

lement il se fait une fistule urinaire qui se ferme en 20, 25 jours. Généralement. il y a une incontinence d'urine qui impose l'usage d'un urinal.

Sur six cas opérés par ce procédé, l'auteur a eu les résultats suivants :

Trois survivants : un depuis deux ans et quatre mois ; un deux ans et trois mois ; un un an et dix mois ; un autre malade vécut neuf mois et mourut d'une autre affection. Un opéré mourut de néphrite sept semaines après l'opération, l'autopsie montrant que l'extirpation du cancer avait été complète. Le sixième opéré mourut du shock opératoire, avec de nombreuses métastases sur le péritoine.

Nous avons assisté, en décembre 1909, à une opération pour cancer du rectum qui fut excisé sur une longueur de 16 centimètres par voie périnéale. M. Tédenat dut réséquer une portion considérable de la prostate. Il sutura l'urètre membraneux au bloc prostatique. Bien que le malade enlevât, au bout de 40 heures, la sonde mise à demeure, il guérit sans fistule et sans incontinence. Nous avons été frappé de la façon rapide dont s'est réuni l'urètre membraneux avec la portion restante de l'urètre prostatique.

RÉSULTATS DES TRAITEMENTS OPÉRATOIRES DANS LES CAS DE CANCERS PROSTATIQUES QUE NOUS AVONS PU RÉUNIR

C'est Billroth, en 1867, qui a pratiqué la première ablation totale de la prostate sur le vivant. Le résultat de l'opération fut rapidement bon, puisque le malade resta 11 mois sans récidive, et ne mourut qu'au bout de 14 mois.

En 1881, Leisrink tenta la même opération sans succès, puisque son malade mourut 12 jours après.

En 1882, Harrison, en faisant une taille pour calcul enleva une tumeur de la grosseur d'une phalange, qui englobait le col de la vessie ; son malade a survécu 16 mois, malgré l'insuffisance de l'opération.

En 1887, Stein publie 3 cas d'opérations pratiquées dans le service de Czerny, avec une survie de 9 mois 12 jours et 4 semaines.

La même année. Heath et Belfield publient chacun un cas de prostatectomie partielle : le malade de Heath opéré par la voie périnéale meurt d'anurie au bout de 30 jours, celui de Belfield opéré par la voie transvésicale succombe 5 mois après.

En 1891, Kuster tente une opération plus étendue, en faisant l'ablation de la vessie avec la prostate, et en abouchant les uretères dans le rectum ; son malade meurt 5 jours plus tard.

La même année, Parona fit un curettage par la voie hypogastrique, et n'obtint qu'une survie de quelques mois.

En 1898, Verhogen rapporte un cas de Depage avec mort le neuvième jour.

En 1899, Frisch publie deux observations de curettage de tumeurs malignes par voie sus-pubienne, avec survie de plus d'un an.

En 1900, Adenot extirpa par l'incision périnéale un épithélioma adénoïde chez un homme de 57 ans qui supporta admirablement l'opération, mais mourut de cachexie 4 mois et 1/2 après. Baudet vit mourir son opéré 4 mois après de récidive.

En 1903, Harrison publie deux observations nouvelles d'extirpation par voie sus-pubienne. Il obtint, dans le premier cas une survie de quatre mois, et dans le second une survie de 16 mois.

Les malades de Gayet et Greene n'ont pas été suivis.

Freyer publie une observation où le malade n'a survécu que 20 jours. Un autre de Mölin (mort 2 jours après par intoxication urineuse), de Czerny rapporté par Walker (mort au 41° jour).

En 1904, Lexer publie un cas avec récidive, après quatre mois.

En 1905, Hartmann fit une prostatectomie partielle par la voie hypogastrique ; son malade meurt 57 jours après.

Hallopeau rapporte une observation de Tuffier, où le malade opéré par voie sus-pubienne est sorti guéri, mais n'a pu être suivi, et deux d'Albarran : dans la première où il s'agissait d'épithélioma adénoïde, l'opéré est en bon état deux ans après ; dans la seconde, le malade était encore en bon état, cinq mois et demi après une prostatectomie par la voie périnéale.

En 1906, Haubold fit une prostatectomie périnéale ; trois mois après le malade n'avait pas encore de récidive.

En 1907, un cas d'Hogge, rapporté par Desnos, avec une survie de trois ans, et un autre de Loumeau avec une suivie d'au moins un an.

Dans la même année, Boddaert fit une opération de Freyer, pour enlever un cancer de la prostate chez un homme de 69 ans, qui mourut 12 jours après d'une broncho-pneumonie, contractée le lendemain de l'opération.

Pousson a une statistique de sept cas de cancers. Son premier malade opéré par la voie périnéale meurt de récidive cinq mois après l'intervention. Un autre cancéreux, opéré par la même voie, a été perdu de vue après un an. Il n'avait pas de récidive à ce moment. Un troisième opéré,

pour lequel Pousson fit une prostatectomie périnéale, succomba cinq mois après la récidive. Un quatrième, toujours opéré par le périnée est perdu de vue après 18
mois ; il n'a pas de récidive à ce moment. Un cinquième
meurt après trois semaines, après avoir subi une prostatectomie hypogastrique. Un sixième, prostatectomisé par
le périnée, est perdu de vue après deux ans. Il n'a pas
de récidive en ce moment. Un septième, enfin, opéré par la
voie transvésicale, est opéré depuis trois mois ; il n'a pas
de récidive au mois de septembre 1906.

Young arrive avec une statistique de six cas, que nous
répétons ici avec un peu plus de détails. Dans un premier
cas il fit une large ablation de la prostate par le périnée.
Son malade mourut onze mois après l'intervention, des
suites d'une litholépexie. Young trouva à l'autopsie de
son sujet un noyau de récidive. Un deuxième malade, opéré suivant sa technique spéciale, subit une extirpation
très large aussi de la glande prostatique par la voie périnéale. L'opéré mourut deux mois après, à la suite de
crises d'urémie. Le chirurgien américain relate un troisième cas opéré toujours avec ablation large de la prostate, et qui succomba trois jours après l'opération. On
trouva à l'autopsie de nombreuses métastases dans le péritoine. Chez un quatrième malade, il obtint un succès ; le
malade était, à l'époque de sa statistique (septembre 1906),
en excellente santé, après 14 mois. Deux autres prostatec-
tomisés, enfin, étaient en vie à la même époque, l'un d'un
an, l'autre cinq mois après l'intervention.

Dans tous ces cas, les suites opératoires n'ont pas été
notées. Sur 41 malades qui ont été suivis, nous trouvons
sept morts rapides (au-dessous de quinze jours), soit 17
pour 100, que l'on pourrait attribuer à l'opération.

Pousson, il y a six ans, avait trouvé sept morts sur

23, c'est-à-dire 30.4 pour 100. Proust, dans son rapport à la Société d'Urologie, en 1904, arrivait à 33.4 pour 100. Hallopeau, enfin, dans sa thèse, a trouvé 26 pour 100. Ces auteurs comptaient les cas de sarcomes dans leur statistique.

Si nous n'envisageons que les cas opérés depuis 1900, c'est-à-dire depuis que l'on pratique l'opération radicale plus souvent, et surtout que le diagnostic de ces tumeurs se fait d'une façon un peu plus précoce, nous trouverons 4 morts rapides sur 28 cas, soit 14.2 pour 100. Si nous enlevons le cas de Boddaert, où l'auteur affirme que les suites de l'opération étaient bonnes et le malade ne fut emporté que par la broncho-pneumonie, nous arriverons à la proportion de 10.7 pour 100 de mortalités opératoires.

On voit donc, si l'on considère ces deux statistiques, que la mortalité opératoire a diminué de la moitié dans la première, et des deux tiers dans la seconde. Ces meilleurs résultats ne peuvent être attribués qu'aux progrès de la technique opératoire qui ont permis de faire des ablations complètes de ces tumeurs.

D'autre part, nous faisons remarquer que cette mortalité opératoire est relativement peu élevée, et que la plupart des résultats favorables figurent dans ces dernières années.

On pourrait donc admettre la légitimité d'une intervention radicale, qui semble pouvoir être parfois curative. Il est bien entendu que cette opération ne doit être pratiquée que dans les cas de tumeurs bien limitées.

CONCLUSIONS

L'épithélioma de la prostate est une affection beaucoup plus fréquente qu'on ne le croyait il y a quelques années encore. On l'observe surtout chez les hommes âgés de 50 à 70 ans, rarement chez les adultes, et presque jamais chez les enfants.

Il se présente dans la proportion de 14 épithéliomas pour 100 hypertrophies prostatiques, d'après Albarran et Hallé.

Sa durée et son développement sont variables : il y a des formes rapides et diffuses d'emblée, d'autres à marche plus lente, et d'autres, enfin, qui évoluent pendant une période quelquefois très longue, comme une hypertrophie simple, avant de devenir malignes et envahissantes.

On devra considérer comme suspectes les hypertrophies prostatiques qui se développent avant 55 ans ou après 70 ans, celles qui marchent rapidement après une longue période d'évolution lente, et celles enfin où la rétention précède ou accompagne la fréquence des mictions.

Les cas où l'on peut faire un diagnostic précoce sont rares.

Le traitement curatif doit être appliqué chaque fois que la tumeur est bien limitée et sans aucune propagation.

Nous donnons la préférence, dans ce cas, à l'opération radicale, par voie périnéale de Young.

Les risques immédiats de l'opération ne sont pas considérables.

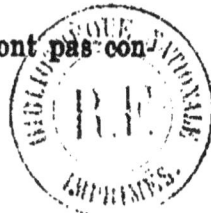

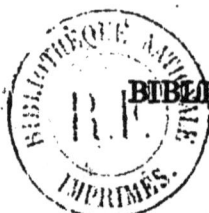

BIBLIOGRAPHIE

ADAMS. — Disease of the gland. London, 1853.

ADENOT. — Contribution à l'étude du traitement chirurgical de l'hypertrophie de la prostate. Trois cas de prostatectomie. Archives prov. de chir., 1902.

ALBARRAN. — Article du traité de chirurgie de Le Dentu et Delbet.

— L'épithélioma adénoïde de la prostate. Rev. gén. de clin. et de thérap., Paris, 1907, XXI, 135.

ALBARRAN et HALLÉ. — Hypertrophie et néoplasie épithéliales de la prostate. Ann. des mal. des org. gén.-urin., 1900, p. 113 et 225.

— Hypertrophie et néoplasies épithéliales de la prostate. Ann. des mal. des org. gén.-urin., 1898.

ASCHENBORN. — Carcinome der Prostata. Klin. chir. Wochenblatt, 1880.

ASTOR. — Rectumcarcinom mit secundarem carcinom der Prostata. Munchen, 1898.

ATASNASYEVIÉ et MICHEL. — Ein Fall von carcinom der Prostata sunt Metastasem. In Centralblatt. f. Chir., 1900.

BAMBERGER. — Ein medullaire adenocarcinom der Prostata mit chronisch, Katarrhalischen nekrotiscerender Cystitis un chronischen Katarrh und Hamorrhoïdenbildumg im Mastdarm als Solgerscheinungen. Würzburg, 1900.

BARSON. — Carcinom of the prostata, 1881.

BAZY. — Des hématuries d'origine prostatique. Presse
médicale, 1897.

BELING. — Carcinomatose degeneration der Vorscherdrüse. Arch. f. med. Erfahrung. Berlin, 1892, t. 1.

BÉRARD. — Les rapports du cancer et de l'hypertrophie de
la prostate. Montpellier, 1904.

BERGER. — Cancer des vésicules séminales et de la prostate, métastases. Bull. Soc. anat., 1871.

BERGER (L.). — Ueber Combination von Tuberculose mit
Krebs un Auschlusse au einem Fall von primaren
Prostatokrebs. Inaug. Diss. Munich, 1891.

BEYER. — Ein Fall von primaren Prostatacarcinom. Inaug.
Diss. Greifswald, 1896.

BILDOT. — Le cancer de la prostate. Scalpel, Liège, 1904-
1905.

BILLROTH. — Carcinom der Prostata. Chir. Erfahrungen.
Zurich, 1860 ; Langenbeck's Arch., 1869 ; Carcinom
der Prostata, Chir. Klin. Wien, 1871-1876.

BODDAERT. — J. méd. de Bruxelles, 1907, XII, 430. Prostatectomie transvésicale pour cancer.

BODDAERT (E.), SCHŒNFELD (H.) et REYER. — Ann. Soc.
méd., Gand, 1907, LXX,XXVII, 125-132. Un cas
de prostatectomie transvésicale pour cancer de la
prostate.

BODDAERT (E.), SCHŒNFELD (H.) (Belgique méd. Grand
Harlem, 1907, XIV, 303-306). — Un cas de prostatectomie transvésicale pour cancer de la prostate.

BOUVIER. — Cancer de la prostate. Bull. de l'Acad. roy. de méd., Paris, 1837-1838.

BRAUN. — Ueber osteoplaplastiches Carcinom der Prostata zugleich ein Beitrag zur Genese d. perniciosen Anamie. Wien med., Wochensch, 1896.

BROCA. — Cancer vésico-prostatique ayant simulé un calcul du rein gauche. Ann. des mal. des org. génit.-urin., 1894.

BULKLEY (F.-S.). — A case of cancer of the prostate diagnosed after operation. J. Am. Association, Chicago, 1906, XVII, 120.

CAMINISI. — Recherches sur les lymphatiques de la prostate. Ann. des mal. des org. gén.-urin., 1905, p. 144.

CARLESS. — Carcinoma of the prostate with secondary growths : intestinal obstruction and peritonitis, Kings Coll. Hosp. Rep., 1894-1895, London.

CARLIER. — A propos de deux observations du cancer de la prostate. Bull. de Soc. de méd. du Nord, Lille, 1893.

— Adénite sus-claviculaire cancéreuse dans le cancer de la prostate. Ann. gén.-urin., 1896.

COUE (I.). — A case of carcinoma metastasis in bone from a primary tumor of the prostate. Bull. of the John Hopkin's Hosp., mai 1898.

— Curling Scirrhus and colloïd disease, causing complete obstruction of the rectum, for which the colon was append. Transact of the Pathol. Soc., London, 1859.

DAVRINCHE. — Des métastases osseuses dans le cancer de la prostate. Thèse de Lille, 1903.

DELORE. — Méat hypogastrique avec survie de 11 mois chez

un cancéreux prostatique. Gaz. heb. de méd. et de chir. 1900, p. 313.

DESNOS. — Des opérations palliatives contre le cancer de la prostate. Ass. franç. de chir., Paris, 1896, p. 550.

DUBUC. — Mort subite dans un cas de cancer de la pros-'ate. Soc. de méd. Paris, 1896.

DUFOUR. — Cancer primitif de la prostate avec propagation secondaire aux ganglions. Bull. de la société anatomique, Paris, 1894.

ENGELBACH. — Les tumeurs malignes de la prostate. Thèse de Paris, 1888.

ENGELHARDT. — Zur Casuistik der Prostata Carcinome Virchow's Arch., 1889, t. CLVIII, p. 568.

ESCAT. — Rapport sur les indications de la prostatectomie. Ann. gén. urin., 1904, p. 1663.

FAURE. — De l'importance des douleurs irradiées dans le diagnostic et le pronostic des cancers. Gaz. hebd., 1896.

FORGUE. — Article du Traité de chirurgie de Duplay et Reclus.

FOURNIER. — Du traitement chirurgical dans le cancer de la prostate. Thèse de Bordeaux, 1905.

FURSTENHEIM. — Fruhdiagnose and chirurgische Behandlung des Prostatacarcinoms, mit besonderer Berucksichtigung der Bottini-schen. Operation als palliatives Verfahren. Deutsche und Ztg., Berlin, 1904.

FOWLER (G.-R.). — The technic of perineal prostatectomy. Tr. M. Soc., New-York, Albany, 1905, 123-124.

GARDNER (E.). — Le cancer de la prostate. Gazette des Hôpitaux, sept. 1906.

GAYET. — Cancer de la prostate ; prostatectomie péri néale ; guérison. Lyon Méd., 1903, vol. CI, p. 705.

GREENE. — Cancer de la prostate. N.-Y. Med. J., 1903.

GILBON. — Medullary cancer fihling completely the minary bladder. Path. Trans., London, 1854.

GUÉPIN. — Cancer de la prostate. Tribune médicale, 1899.
— Cancer de la prostate. Presse Médicale, 1896.
— Sur le cancer glandulaire de la prostate. Revue de Chirurgie, 1899.

GROSGLICH (S.). — Tumor of the prostate glande with unusual cancer; Symptomatology, and pathological anatomy of cancer of the prostate gland. Medycyna i kron lek Warazawa, LXIX, 427, 503).

GUITERAS. — The technique of the Bottini operation. The New-York méd. and Surgical Journal, 20 avr. 1899, p. 587.

GUTMAN. — Ueber einen Fall von primaren Carcinom der Prostata. Munchen, 1889.

GUYON. — Leçons cliniques sur les affections chirurgicales de la vessie et de la prostate. Arch. gén. de Méd., t. 9.
— Etude clinique de la carcinose prostato-pelvienne diffuse. Bull. méd., Paris, 1887, I.
— Hémorragies et saignements de la prostate. Ann. des mal. gén.-urin., 1900, p. 449.

HALLOPEAU. — Contribution à l'étude des tumeurs malignes de la prostate. Thèse de Paris, 1906.

HARRISON. — Abstract of a clinical lecture on a case where a scirrhous carcinoma of the prostate was removed, 1884, II, p. 483.
— Remarks on cancer of the prostate and the rela-

tion of cases for suprapubic prostatectomy. Brit. med. Journ., 4 juillet 1903.

Hérisco. — Cancer primitif de la prostate. Bull. Soc. anat., 1897.

Herbemont. — De l'adénite sus-claviculaire cancéreuse dans le carcinome de la prostate. Lille, 1896.

Imbert (A.) et Imbert (B.). — Carcinome prostato-pelvien diffus à marche aiguë, guéri par la radiographie. Ann. des mal. des org. gén. urin., 15 décembre.

Jolly. — Essai sur le cancer de la prostate. Arch. gén. de Méd., Paris, 1869.

Julien. — Contribution à l'étude clinique du cancer de la prostate. Thèse de Paris, 1895.

Jullien. — Etude sur le cancer de la prostate. Dict. de méd. et de chir. prat., Paris, 1880, p. 697.

Küss. — Prostatectomie hypogastrique pour hypertrophie de la prostate (histologiquement carcinome prostatique ayant envahi la vessie). Bull. Soc. anat., 1905.

Labadie. — Du cancer de la prostate. Thèse de Lyon, 1895.

Legueu. — Du méat hypogastrique dans le cancer de la prostate. Gaz. hebd., 1883.

— Le cancer de la prostate. Médec. mod., 1905.

Lœisrink. — Tumor Prostata. Totale Extirpation der Prostata. Arch. g. Klin. chir., Berlin, 1882-1883.

Liesching. — Cancer of the prostate complicated with spasmodic contraction of the bladder. Brit. med. J., London, 1894.

Loumeau. — Deux cas de cancer de la prostate. Ann. de la polyclin. de Bordeaux, 1900.

MACAIRE. — De l'envahissement ganglionnaire dans le cancer de la prostate. Lyon, 1901.

MERCIER. — Recherches sur le traitement des maladies des organes urinaires. Paris, 1856.

MEYER. — Methods of prostatic surgery. Med. Soc. of the State of N.-Y., 1905.

MOLIN. — Hypertrophie maligne de la prostate. Soc. des Sc. méd. de Lyon, 1904.

MONTFORD. — Du rôle de la prostate dans la production des tumeurs épithéliales infiltrées de la vessie. Thèse de Paris, 1903.

MOORE. — An account of a case of pulsating tumour in whihch the service contame cancer cells. Méd. chir. Transact., London, 1852.

MOTZ. — Ass. franç. d'urol., 1901. Ann. des mal. des org. gén.-urin., 1901.

MOTZ et MAJEWSKI. — Contribution à l'étude de l'anatomie pathologique des cancers épithéliaux de la prostate. Ann. des org. gén.-urin., 1907, p. 161.

MOTZ et SUAREZ. — Des hémorragies spontanées de la prostate. Ann. des mal. gén.-urin., 1904, P. 481.

MUDD. — Tumor of the prostate in an infant., St-Louis, M. and S. Journ., 1883.

NILSSEN (A.). — Carcinome prostatae med. metastaser saerling til columna og peritoneum. Norsh Mag. for Laegvidensk, Kristiania, 1907, 5, R. V., 195-204.

ORAISON. — Du cancer primitif et limité de la prostate et son traitement par la prostatectomie périnéale totale. Ann. des mal. des org. gén.-urin., 1903, p. 641.

PALHAUF et BAMBERGER. — Ein Fall. von osteoplastichen Prostatacarcinom. Wien. Klin. Wochenschr., 1899.

Pasteau. — Etat du système lymphatique dans les maladies de la vessie et de la prostate. Thèse de Paris, 1898.

Paul. — Du traitement du cancer de la prostate. Thèse de Lyon, 1894.

Pauly. — Cancer prostato-pubien avec adénopathie sus-claviculaire gauche. Lyon méd., 1895.

Pousson. — Cure radicale de la prostate. Ann. des mal. des org. gén.-urin., Paris, 1904.
— Sur les indications de la prostatectomie. Soc. chir., Paris, 8 mai 1904.

Proust. — De la prostatectomie périnéale totale. Thèse de Paris, 1900.
— Manuel de la prostatectomie. Paris, 1903.
— Indications et valeur thérapeutique de la prostatectomie. Rapp. à l'Ass. franç. d'Urologie, Paris, 1904.

Raymond. — Sur un cas de cancer vertébral. Journal de Neurologie, 1902.

Recklinghausen. — Die fibrose oder deformirende ostitis die Osteomalacie und die osteoplastische Carcinose in ihren gegenseitigen Beziehungen. Firtschrift zu Virchow's 71. Geburststage, Berlin, 1891.

Rigaud. — Du cancer de la prostate. Thèse de Bordeaux, 1891.

Rollin. — Carcinome prostato-pelvien. Bull. Soc. anat., 1887.

Rader. — Metastase eines Prostatatumors in einem Nebeunierentumor. Berlin Klin Wchnschr., 1908, IV.

Rouville (de). — Carcinome de la prostate chez un chien. Bull. Soc. Anat., Paris, 1896, LXXI, p. 534.

Roor (E.-F.). — Concerning the prostate operation. Med. Sentinel, Portland Oreg., 1908, XV, 186.

Sasse. — Ostitis carcinomatose bei carcinome der Prostata. Arch. f. Klin., Berlin, 1894, XLVIII, p. 593.

Silcock. — Cancer of the prostate with secondary ossific deposits in the cranium and femur. Trans. Path. Soc., London, 1883-1884, XXXV, 244.

Stokes (A.-G.). — Thirteen cases of prostatectomy with complications and sequelae. West. M. Rev. Omaka, 1908, XII, 182-187.

Taillefer. — D'une complication très rare des tumeurs ; propagation d'une tumeur prostatique épithéliomateuse aux corps caverneux. Gaz. hebd. de méd. de Paris, 1897, II, p. 805.

Thompson.— Carcinomatous deposis in the prostate Gland. Pathol. Trans., London, 1854.

Thompson-Walker. — Malignant disease of the prostate a statistical study based on the records of the Middlesen Hospital. The Arch. of the Middlesen Hosp., vol. 5, 1905.

Troquard. — Cancer prostato-pelvien. J. méd. de Bordeaux, 1891.

Voillemier et Le Dentu. — Traité des maladies des voies urinaires.

Vrain. — De la prostatectomie ; résultats opératoires et cliniques. Thèse de Paris, 1904.

Velker (J.-W.-T). — The radical treatment of the cancer of the prostate. Practionner Lon., 1908, LXXX, 176-193, 2 pl.

Wolff. — Ucber die bosartigen Geschwâlster der Prostata inobesondere über die carcinom derselben. Deutsche Zeitschrift f. chir., Bd. 53.

— Zur kenntniss der metastatischen. Erscheinungen der Prostatacarcinome und ihrer diagnostischen. Bedeutung Deutsche Zeitschrift f. Chir., Bd. 52, 1899.

Young. — The early diagnosis and radical cures of carcinoma of the prostate, being a study of 40 cases and presentation of a radical operation which was carried out in four cases John Hopkins Hosp. (Bull. Balt., 1905, XVI, 315-321, 2 pl.)

— The early diagnosis and radical cure of carcinoma of the prostate : a study of fifty cases and radical operation. J. Am. M. Ass. Chicago, 1906, XLVI, 699-704.

— Surgery of the Prostate in Keen's Surgery, vol. IV.

— The early diagnosis and radical cure of carcinoma of the prostate being a study of 40 cases and presentation of a radical operation which was carried out in four cases. Bull. Balt., 1905, XVI, 315-321, 2 pl.

ERRATA

Page 29. — *Lire* : Mais c'est Recklinghausen ; *au lieu de* Mais ces Recklinghausen.

Page 61. — *Lire* : On établira un siphonnage grâce auquel ; *au lieu de* On établira un siphonnage grêle duquel.

Page 63. — *Lire* : le tube de Périer-Guyon *au lieu de* Pezzer-Guyon.

Page 66. — *Lire* : Aussi Young emploie-t-il volontiers la prostatectomie périnéale conservatrice dans les cas où l'étendue des lésions rend impossible une intervention radicale ; *au lieu de* prostatectomie périnéale conservatrice radicale.

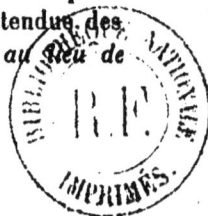

SERMENT

En présence des Maîtres de cette Ecole, de mes chers con-
disciples, et devant l'effigie d'Hippocrate, je promets et je jure,
au nom de l'Être suprême, d'être fidèle aux lois de l'honneur
et de la probité dans l'exercice de la Médecine. Je donnerai
mes soins gratuits à l'indigent, et n'exigerai jamais un salaire
au-dessus de mon travail. Admis dans l'intérieur des maisons,
mes yeux ne verront pas ce qui s'y passe ; ma langue taira les
secrets qui me seront confiés, et mon état ne servira pas à
corrompre les mœurs ni à favoriser le crime. Respectueux et
reconnaissant envers mes Maîtres, je rendrai à leurs enfants
l'instruction que j'ai reçue de leurs pères.

Que les hommes m'accordent leur estime si je suis fidèle
à mes promesse ! Que je sois couvert d'opprobre et méprisé
de mes confrères si j'y manque !

www.ingramcontent.com/pod-product-compliance
Lightning Source LLC
Chambersburg PA
CBHW050614210326
41521CB00008B/1242